系统解剖学实验教程

主编　冯改丰

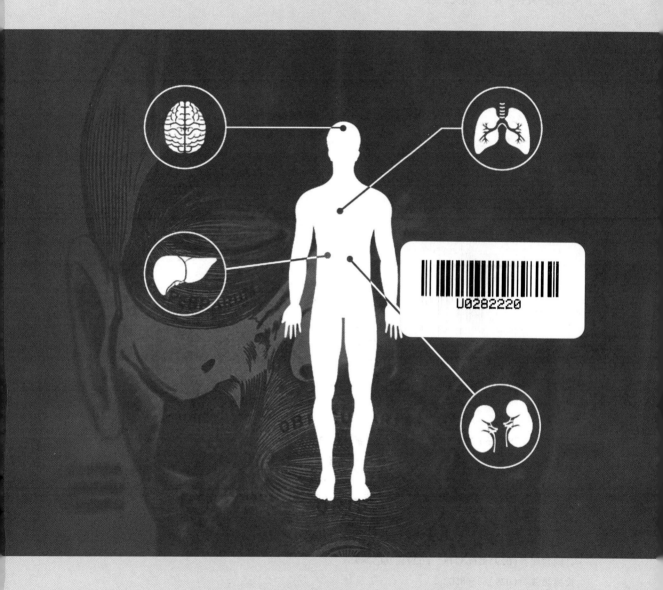

西安交通大学出版社
XI'AN JIAOTONG UNIVERSITY PRESS

国 家 一 级 出 版 社
全国百佳图书出版单位

图书在版编目(CIP)数据

系统解剖学实验教程/冯改丰主编. —西安:西安交通
大学出版社,2021.3
ISBN 978 - 7 - 5605 - 9118 - 6

Ⅰ. ①系… Ⅱ. ①冯… Ⅲ. ①系统解剖学-实验-医
学院校-教材 Ⅳ. ①R322 - 33

中国版本图书馆 CIP 数据核字(2020)第 224017 号

xitong jiepouxue shiyan jiaocheng

书　　名	系 统 解 剖 学 实 验 教 程	
主　　编	冯改丰	
责任编辑	田　滢	
责任校对	张沛烨	

出版发行　西安交通大学出版社
　　　　　　(西安市兴庆南路 1 号　邮政编码 710048)
网　　址　http://www.xjtupress.com
电　　话　(029)82668357　82667874(发行中心)
　　　　　　(029)82668315(总编办)
传　　真　(029)82668280
印　　刷　西安明瑞印务有限公司

开　　本　787mm×1092mm　1/16　印张　13.25　字数　287 千字
版次印次　2021 年 3 月第 1 版　　2021 年 3 月第 1 次印刷
书　　号　ISBN 978 - 7 - 5605 - 9118 - 6
定　　价　39.00 元

如发现印装质量问题,请与本社发行中心联系、调换。
订购热线:(029)82665248　(029)82665249
投稿热线:(029)82668502
读者信箱:xjtumpress@163.com

《系统解剖学实验教程》
编 委 会

主　编　冯改丰

副主编　靳　辉　杨蓬勃

编　委　（按姓氏拼音为序）

　　　　冯改丰　韩　华　胡　明　计胜峰

　　　　贾　宁　靳　辉　李月英　马延兵

　　　　杨蓬勃　张峰昌

摄　影　计胜峰

前　言

　　医学是一门实践性很强的学科，系统解剖学是学生接触医学的第一门专业课程。系统解剖学实验教学通过观察标本、辨识结构学习人体的形态、构造和基本功能。由于实验对象极其特殊而珍贵（尸体或人体标本），因此，该实验课程不仅直接关系到医学知识的领会和掌握，也对医学生建立"以人为本，关注健康、珍爱生命，尊重尸体（标本）"等医疗卫生理念至关重要。

　　本教材根据学科特点，结合培养目标，引导学生明确学习目的；利用人体标本和其他教学资源，将实物标本和数字化教学有机结合，发挥实验教学在系统解剖学学习中的重要作用，达到牢固掌握解剖学知识的目的。

　　教材以学生自主学习为主，合理安排观察标本及学习的时间，掌握课堂学习的节奏，教师起引导、答疑解惑的作用。在使学生掌握知识的同时，注重培养学生自主学习、观察和分析问题的能力，体现以学生为中心，加强素质教育的理念，是实现"以学生为中心、培养学习能力、提高综合素质"的重要工具。

　　本教材根据教学要求和进度分为 25 个实验单元，每一单元均包括实验目的、实验材料、实验内容与方法、注意事项、知识拓展与临床联系、思考与练习等内容。其中，实验内容与方法部分，附有重要结构的标本照片，便于学生自行对照观察和辨识；知识拓展与临床联系部分密切联系临床，引导学生尽早联系临床，既拓展知识，又激发学生的学习兴趣。

　　本教材主要使用对象为医药学类本科生，包括临床医学 5 年制学生、"5＋3"临床规培学生及护理学、口腔医学、基础医学等专业的学生。

　　由于我们水平有限，本教材的编排和内容不可避免地存在不足甚至错误，恳请各位老师和同学们在使用过程中予以指出，并提出宝贵意见和建议，以便于我们更正。

冯改丰

2020 年 10 月

目 录

实验一　骨总论和躯干骨

【实验目的】

1. 掌握

①骨的形态、分类和构造。

②椎骨的一般形态；各部椎骨的形态特征。

③胸骨的基本形态、分部和胸骨角的概念及意义。

④肋骨的一般形态。

⑤躯干骨重要的骨性标志：第 7 颈椎棘突、胸骨角、剑突、骶岬、骶角。

2. 了解

①骨的化学成分和物理性质。

②骨的生长和发育；骨的可塑性。

③躯干骨常见的变异和畸形。

【实验材料】

①多媒体电脑及挂图。

②3D 解剖学教学设备："中国数字人"（电脑版）、3D body（手机版）。

③标本：人体骨架、骨总论骨板、煅烧骨和脱钙骨、分离的躯干骨。

④骨 X 线片。

【实验内容与方法】

1. 观察骨总论标本

①应用骨总论骨板（图 1－1），在锯开的长骨上观察和辨识**骨密质**、**骨松质**、**骨小梁**和**骺线**等结构。长骨呈长管状，长径大于横径，且有中空的骨髓腔存在；利用长骨 X 线片再次观察骨密质、骨松质、骨髓腔、骺软骨（生长板）和骺线等。

②在锯开的短骨上（图 1－1），观察其内部的骨松质和外围的骨密质。短骨外形呈立方体，较规则。在锯开的扁骨（顶骨）上辨认外层和内层的骨密质以及两层密质骨之间的骨松质（板障）。不规则骨的突起较多，上颌骨为不规则骨的含气骨，观察其内的空腔（上颌窦）。

通过观察骨总论标本，巩固骨的分类和构造。根据外形，骨可分为长骨、短骨、扁骨和不规则骨等。骨由骨质、骨髓、骨膜、血管、淋巴和神经构成。骨髓腔居于长骨体内，含黄骨髓。骨密质较坚硬，位于外表面，尤其是长骨干。骨松质呈疏松状，

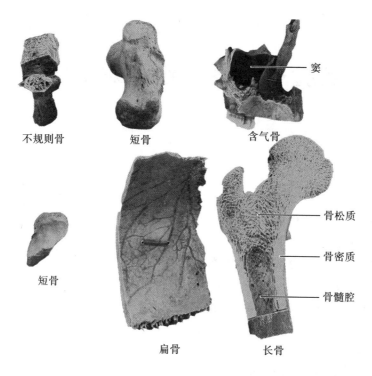

图1-1 骨总论骨板

位于长骨骺、短骨、扁骨和不规则骨的内部，多含红骨髓。长骨干与两端骺的结合处有骺软骨或骺线。幼年时为骺软骨，不断分裂、增殖和骨化，使骨不断加长。成年后骺软骨完全骨化，骨干与骺之间的遗留为骺线。

③观察煅烧骨和脱钙骨，用手指触摸煅烧骨和脱钙骨，可见煅烧骨脆且易碎，脱钙骨柔软有弹性，甚至可打结，从而理解骨的化学成分(有机质、无机质)和物理性质(硬度和韧性)。

④利用人体整体骨架(图1-2)，辨认长骨、短骨、扁骨和不规则骨，注意这4类骨的基本形态、在骨架中的位置及功能。

2. 观察躯干骨

(1)椎骨

1)椎骨的一般结构

在中位椎骨(胸椎)上观察椎骨的组成：前方为**椎体**，后方为**椎弓**，二者之间为**椎孔**。从椎弓后方正中伸出的单一突起为**棘突**(图1-3)。辨认组成椎弓的**椎弓板**和**椎弓根**。观察从椎弓根与椎弓板连接处发出成对的**上、下关节突**和**横突**(图1-4)。观察椎弓根上、下的**椎上切迹**和**椎下切迹**。将两个连续的胸椎相连，观察由椎孔贯通形成的**椎管**，由相邻椎弓根围成的**椎间孔**，并观察上位椎骨下关节突和下位椎骨上关节突的位置关系，注意其关节面的方向。

2)各部椎骨的特征

胸椎：椎体的上、下面呈心形(图1-3、图1-4)，注意观察位于椎体两侧的上、

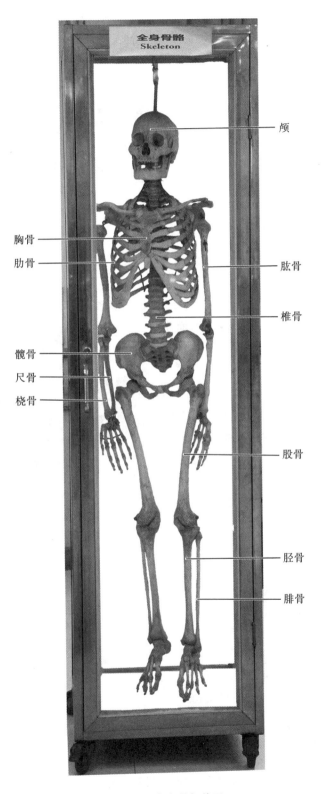

图 1 - 2 全身骨架前面

下肋凹和位于横突尖端前面的**横突肋凹**(构成胸椎的特征)。将相邻的两块胸椎按照解剖学方位上下放置在一起,观察棘突的特点(细长,斜行伸向后下,呈叠瓦状排列)。

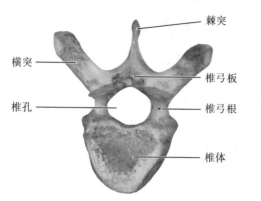

图 1-3 胸椎上面观

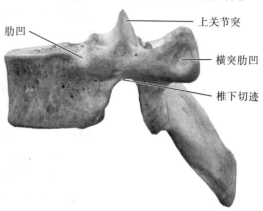

图 1-4 胸椎侧面观

颈椎:观察一般颈椎($C_{3\sim6}$)(图 1-5),注意其结构特点(椎体小、椎孔大且近似三角形,横突基部有横突孔、棘突短而末端分叉)。

观察以下特殊颈椎。

第 1 颈椎(C_1,寰椎):是一个卵圆形的骨环,由两个大的侧块及位于侧块之间的前弓与后弓构成,无**椎体、棘突和关节突**。前弓后面正中有**齿突凹**,后弓上面有椎动脉沟。在侧块的上、下面分别有椭圆形的**上关节凹**和圆形的**下关节面**(图 1-6、图 1-7)。

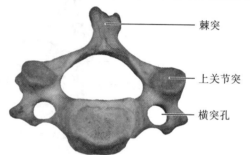

图 1-5 第六颈椎上面观

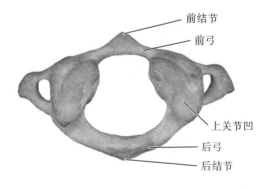

图 1-6 寰椎上面观

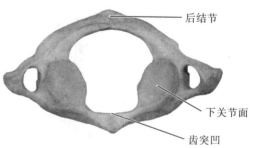

图 1-7 寰椎下面观

第 2 颈椎(C_2,枢椎):特点为椎体向上伸出**齿突**,齿突前有关节面(图 1-8),与寰椎的前弓关节凹相关节。将寰椎和枢椎按照解剖学方位上下放置在一起,认真体会二者之间的连接。

第7颈椎(C₇，隆椎)：观察第7颈椎棘突的特点(长，末端不分叉)。当向前屈颈时，可在活体上触摸到，常作为辨认椎骨序数的骨性标志(图1-9)。

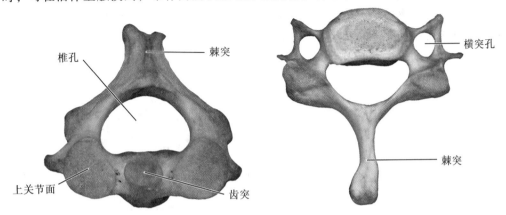

图1-8　枢椎上面观　　　　　　　　图1-9　第7颈椎上面观

腰椎：观察椎体(粗壮，横断面呈肾形)，棘突(宽短的板状，呈矢状位向后平伸)。比较腰椎与胸椎棘突间隙(图1-10、图1-11)。

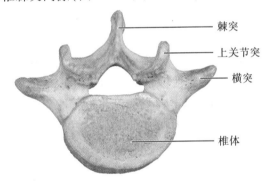

图1-10　腰椎上面观

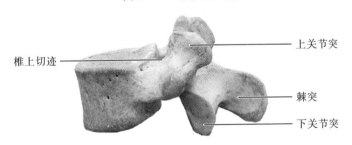

图1-11　腰椎侧面观

骶骨：呈倒三角形，前面凹，光滑。成人骶骨由5个骶椎融合而成，观察骶椎融合的痕迹，寻找骶骨上端的骶骨底，其前缘中份向前突出称为**岬**及骶骨两侧上方的**耳状面**。注意位于骶骨前、后面的4对**骶前孔**、**骶后孔**以及位于后面下方的**骶管裂孔**、**骶角**(图1-12、图1-13)。用镊子或探针探查骶前、后孔与骶管的关系。在活体上触摸骶角，此为骶管麻醉的重要骨性标志。

（2）胸骨

通过整体骨架标本或触摸自体胸骨观察和体会胸骨的位置。观察**胸骨柄**、**胸骨体**和**剑突**，注意位于胸骨柄上缘正中的**颈静脉切迹**（图1-2）。在标本上观察胸骨体和胸骨柄连接处微向前突的**胸骨角**，并在自己的身体上触摸确认，理解其意义（平对第2肋，是计数肋骨的标志）。在胸骨两侧缘观察锁切迹和肋切迹。

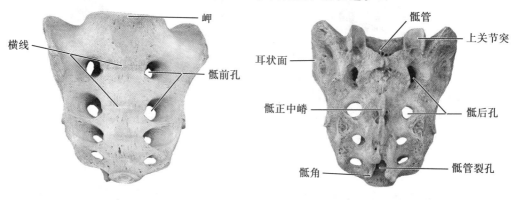

图1-12　骶骨前面观　　　　　　图1-13　骶骨后面观

（3）肋骨

肋骨长短不一，拿取较长的肋骨（第4至7肋），观察后端膨大的**肋头**、与其紧邻的**肋颈**和位于肋颈外侧的**肋结节**。在肋体内侧面近下缘处寻找**肋沟**，肋间血管和神经沿此沟走行（图1-14）。比较第1肋骨与其他肋骨的不同之处，第1肋骨短而宽扁，有上、下面和内、外缘，无肋沟和肋角。在内侧缘前份有前斜角肌结节，为前斜角肌附着处，其前、后方分别有锁骨下静脉沟和锁骨下动脉沟（图1-15）。

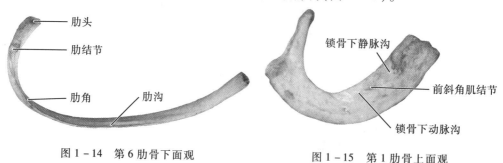

图1-14　第6肋骨下面观　　　　　图1-15　第1肋骨上面观

【注意事项】

①观察时应将游离骨标本和整体骨架相结合，注意局部与整体的关系，理解躯干骨的位置和连接。

②实习过程中需将标本、教材、图谱、3D教学软件有机结合，互为补充，并尽可能与自身相联系（触摸重要骨性标志），做到理论与实际相结合。

③观察时应注意骨的正确位置，正确运用解剖方位术语。

【知识拓展与临床联系】

1. X 线成像基础

X 线是在真空管内高速行进成束的电子流撞击钨（或钼）靶时而产生的电磁波，具有穿透性、摄影效应、荧光效应和电离辐射。荧光作用是 X 线透视的基础，感光作用是 X 线摄影的基础。此外，还有一个基础就是人体的不同组织之间存在一定的密度和厚度差。当 X 线透过人体时，不同组织对 X 线的吸收程度不同，最后离开人体到达胶片上的 X 线余量就不同，这就形成了 X 线片上黑白对比不同的影像。人体骨骼的无机质含量高，特别是骨密质，主要成分为碱性磷酸钙，密度也高，对 X 线的吸收量最多，故 X 线片上的溴化银的银离子还原成金属银的程度最低，在定影冲洗过程中多数被冲洗掉，最终呈现白色，而相对密度较低的其他组织呈现深浅不同的黑色。X 线检查是骨科疾病诊断的常用检查方法之一。

2. 骨髓穿刺

红骨髓含有不同发育阶段的红细胞和其他幼稚型血细胞，有造血和免疫功能。在扁骨、不规则骨及某些长骨的骺内终生存在红骨髓。临床上进行骨髓穿刺时常选用髂骨。

可选择的穿刺点如下。

①髂前上棘：常取髂前上棘后上方 1～2 cm 处作为穿刺点，此处骨面较平，容易固定。

②髂后上棘：位于骶椎两侧、臀部上方骨性突出部位。

③胸骨柄：此处骨髓含量丰富，当上述部位穿刺失败时，可做胸骨柄穿刺，但此处骨质较薄，其后有心房及大血管，故应严防穿透发生危险，较少选用。

④腰椎棘突：位于腰椎棘突突出处，极少选用。

3. 椎骨骨折

椎骨骨折占全身骨折的 5%～6%，以胸腰段椎体骨折多见。骨折可合并脊髓或马尾神经的损伤，特别是颈椎骨折脱位可造成脊髓损伤，严重者可致截瘫，甚至死亡。暴力是引起骨折的主要原因，以车祸及高处坠落伤多见。

4. 病理性骨折

老年人骨质疏松、各种营养不良和内分泌失调等因素可引起全身性骨质疏松，表现为骨皮质萎缩变薄，骨小梁变细、数量减少，主要影响椎骨、股骨颈、掌骨等。老年人尤其是绝经后妇女胸、腰椎压缩性骨折，股骨颈、肱骨上端及桡骨下端骨折较为多见。肢体瘫痪、长期固定或久病卧床等可引起局部失用性骨质疏松而造成病理性骨折。内分泌紊乱由甲状旁腺腺瘤或增生引起的甲状旁腺功能亢进导致，可引起骨的脱钙及大量破骨细胞堆积，骨小梁被纤维组织所取代。此时虽有新骨形成，但只能形成纤细的编织骨或非钙化的类骨组织，而极易发生多发性病理性骨折。

骨的发育障碍有多种，先天性骨疾患可以引起病理性骨折。例如先天性成骨不全，为一种常染色体显性遗传性疾病，在胎儿或儿童时期发病，乃由于先天性间充质发育缺陷，不易分化为骨母细胞，同时骨母细胞合成骨基质中 I 型胶原纤维障碍导致该病患者长骨骨皮质很薄，骨细而脆，极易发生多发性病理性骨折，故又称为脆性骨综合征。骨折后新形成的骨痂为软骨性，或为纤维性，难以发生骨化。发生病理性骨折时，骨的原有病变往往使骨折愈合迟缓，甚至几乎没有修复反应，也常使骨原有病变的组织学图像发生改变或复杂化。

【思考与练习】

1. 儿童、成年和老人骨的理化特性有什么不同，其临床意义是什么？
2. 椎骨属于哪一类骨？具有哪些一般特征？
3. 肋骨骨折后容易损伤哪些脏器？
4. 绘图记忆重要的躯干骨。

（杨蓬勃）

实验二　四肢骨

【实验目的】

1. 掌握

①肩胛骨、锁骨、肱骨、桡骨、尺骨的位置、形态及主要结构。

②上肢骨重要的骨性标志：肩峰，喙突，肩胛下角，肱骨内、外上髁，尺骨鹰嘴，桡骨头，桡骨茎突，尺骨茎突。

③髋骨、股骨、胫骨、腓骨的位置、形态及主要结构。

④下肢骨重要的骨性标志：髂嵴，髂结节，髂前上棘，髂后上棘，耻骨结节，坐骨结节，股骨大转子，股骨内、外上髁，收肌结节，腓骨头，胫骨粗隆，内踝，外踝，跟骨结节及第5跖骨粗隆。

2. 了解

①手骨的分部、名称和形态。

②足骨的分部、名称、形态及位置。

③四肢骨常见的变异和畸形。

【实验材料】

①多媒体电脑及挂图。

② 3D 解剖学教学软件："中国数字人"（电脑版）、3D body（手机版）。

③标本：人体骨架、游离的四肢骨。

【实验内容与方法】

1. 观察上肢骨

（1）上肢带骨

1）锁骨

观察锁骨形态，辨认内侧膨大的**胸骨端**和外侧扁平的**肩峰端**。触摸自身的锁骨，体会其内侧段凸向前，外侧段凸向后。

2）肩胛骨

观察肩胛骨的形态（倒三角形扁骨，有三角、三缘、二面）。辨认外侧角的**关节盂**，其上、下的**盂上结节**和**盂下结节**；在上缘近外侧角处辨认**喙突**和**肩胛切迹**（图 2 - 1）。于整体骨架上观察肩胛骨关节盂与肱骨头的连接关系，并注意内侧角和下角的位置关系：内侧角平第 2 肋，下角平第 7 肋，它们都是计数肋骨重要的骨性标志。肩胛骨的腹侧面凹陷，有**肩胛下窝**；背侧面有斜向外上方的**肩胛冈**，其末端宽扁，为**肩峰**。**冈上窝**、**冈下窝**分别位于肩胛冈的上、下方（图2-2）。

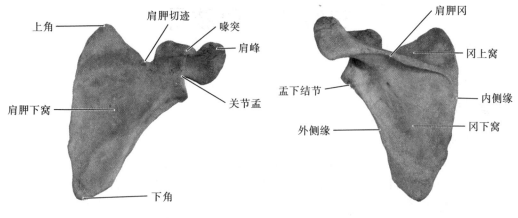

图2-1　肩胛骨前面观　　　　　　　　图2-2　肩胛骨后面观

（2）自由上肢骨

1）肱骨

肱骨是典型长骨，位于臂部，有一体两端。

查看肱骨上端的结构（图2-3）：**肱骨头**（位于肱骨上端，呈半球形，朝向上内后方），**解剖颈**（肱骨头周缘的浅沟）及**外科颈**（上端与体交界处），**大、小结节**（位于肱骨头外侧和前方的隆起）。大、小结节分别向下延续为纵行的**大结节嵴**和**小结节嵴**，大、小结节嵴之间为**结节间沟**。

查看肱骨体的结构（图2-3、图2-4）：**三角肌粗隆**（肱骨体中部外侧的隆起），**桡神经沟**（肱骨中部后面的浅沟）。

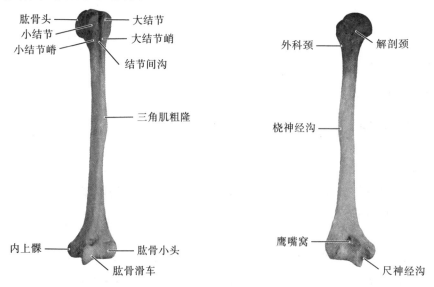

图2-3　肱骨前面观　　　　　　　　图2-4　肱骨后面观

查看肱骨下端的结构(图2-3、图2-4)：**肱骨小头**(下端外侧)和**肱骨滑车**(下端内侧)，**内上髁和外上髁**(分别位于下端的两侧)，**尺神经沟**(内上髁后面)，**冠突窝**(下端前面内侧)，**桡窝**(下端前面外侧)，**鹰嘴窝**(下端后面)。

观察肱骨外科颈、桡神经沟和尺神经沟经过的结构并掌握其骨折后可能导致的症状。

2)桡骨和尺骨

桡骨：长骨，位于前臂外侧(图2-5、图2-6)。观察其上端的结构：**桡骨头、关节凹和环状关节面**，头下方的**桡骨颈**，颈下部内下侧的**桡骨粗隆**。观察位于桡骨体内侧缘的骨间缘。辨认桡骨下端下面与腕骨相接的腕关节面，下端外侧向下突出的**桡骨茎突**和内侧面的**尺切迹**。

尺骨：长骨，位于前臂内侧(图2-5、图2-6)。在粗大的上端辨认**鹰嘴**、向前开放的**滑车切迹**和**冠突**。在冠突的外侧面上，寻认**桡切迹**。在下端，观察尺骨头和伸向后下方的**尺骨茎突**。

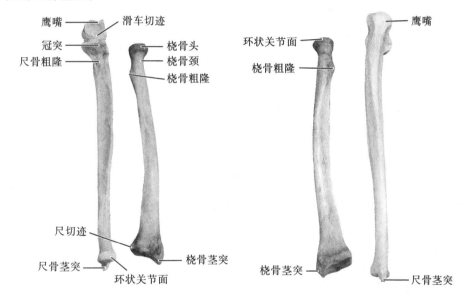

图2-5　桡尺骨前面观　　　　　　图2-6　桡尺骨后面观

3)腕骨、掌骨和指骨

取手骨串连标本(图2-7)，查看8块腕骨的形态和排列顺序(由桡侧向尺侧，近侧列：舟月三角豆；远侧列：大小头状钩)。辨认掌骨的头、体、底和指骨底、体、滑车的形态特征。指骨共14节，除拇指只有两节外，其余4指均有3节，它们的命名由近端向远端依次为近节指骨、中节指骨和远节指骨。

此部分内容要求结合上肢骨的观察在自己身体上确定锁骨，肩胛冈，肩胛骨下角，肩峰，鹰嘴，肱骨内、外上髁，尺骨头，尺骨茎突，桡骨头，桡骨茎突，豌豆骨和掌骨的位置并触摸。

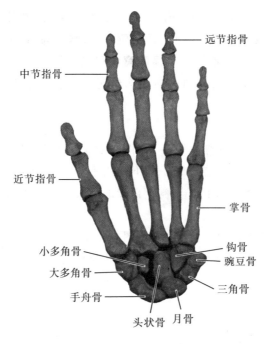

图 2 - 7　手骨前面观

2. 观察下肢骨

（1）下肢带骨

1）髋骨

首先判定髋骨的左、右和前、后方位，然后观察**髋臼**（位于髋骨中部外侧）和**闭孔**（图 2 - 8、图 2 - 9）。明确髋骨的组成（**髂骨**、**坐骨**和**耻骨**）。髋臼由髂骨、坐骨和耻骨三骨的体融合而成，其内有凹陷的髋臼窝。在整体骨架上观察髋骨与骶骨及尾骨间的连接关系。

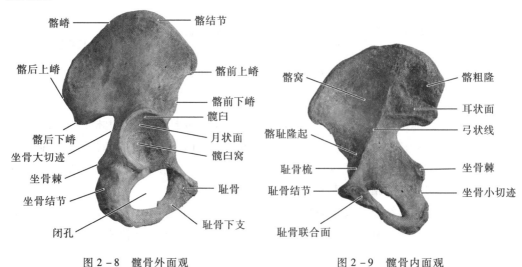

图 2 - 8　髋骨外面观　　　　　　　图 2 - 9　髋骨内面观

观察髂骨的形态结构：下部为**髂骨体**，上部为**髂骨翼**。辨认髂骨翼上缘的**髂嵴**及其前、后方突起的**髂前上棘**和**髂后上棘**，髂前上棘后方 5 ~ 7 cm 处的突起为**髂结节**，位于髂前上棘和髂后上棘下方的**髂前下棘**和**髂后下棘**，髂后下棘下方的**坐骨大切迹**；髂骨翼内面的**髂窝**，其下界的**弓状线**，髂骨翼外面的**臀面**，后下方的**耳状面**。

查看坐骨体后缘的**坐骨棘**及其上、下方的**坐骨大、小切迹**，坐骨体与坐骨支移行处的**坐骨结节**。

耻骨分一体和上、下两支，辨认**髂耻隆起**、**耻骨梳**、**耻骨结节**、**耻骨嵴**、**耻骨下支**和**耻骨联合面**。

（2）自由下肢骨

1）股骨

股骨是人体最长的长骨，分一体两端（图 2 – 10、图 2 – 11）。

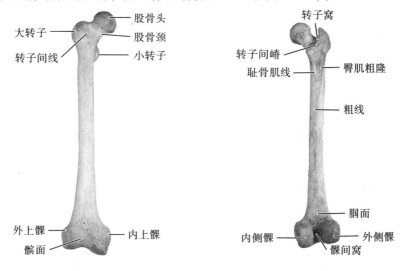

图 2 – 10　股骨前面观　　　　　　图 2 – 11　股骨后面观

先辨认上端的结构：**股骨头**（朝向内上方），头部中央稍下方有**股骨头凹**，头向下外侧延续为**股骨颈**。接着辨认位于颈与体连接处外上方的**大转子**和内下方的**小转子**，位于大、小转子之间的**转子间线**和**转子间嵴**。

观察位于股骨体后面的**粗线**，以及粗线向上外延续的**臀肌粗隆**。

观察股骨下端向后突起的**内侧髁**、**外侧髁**及其间的**髁间窝**，下端两侧的**内上髁**、**外上髁**以及内上髁上方的**收肌结节**。

结合股骨正位 X 线片，再次辨认股骨的主要形态结构，理解 X 线成像机制。

2）髌骨

髌骨上宽下尖，前面粗糙，后面光滑有关节面，内侧较大。

3）胫骨

胫骨属于长骨，位于小腿前内侧，体的前缘锐利（图 2 – 12、图 2 – 13）。辨认下端伸向内下的**内踝**；寻认下面的关节面和外侧的**腓切迹**。在胫骨上端查看**内、外侧髁**，**髁间隆起**和**胫骨粗隆**（股四头肌腱的止点）。

4）腓骨

腓骨属于长骨，位于胫骨外后方（图2-12、图2-13）。观察上端膨大的**腓骨头**、头下的**腓骨颈**和腓骨头的关节面，体内侧缘的骨间嵴。辨认腓骨下端的**外踝**及其内侧的关节面。

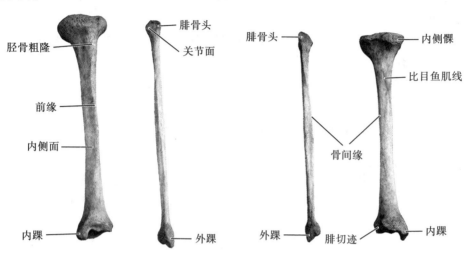

图2-12 胫腓骨前面观   图2-13 胫腓骨后面观

5）跗骨

观察跗骨的位置和形态，七块跗骨排成三列，后列上方是距骨，跟骨居下方；中列为足舟骨；前列由内侧向外侧依次为内侧楔骨、中间楔骨、外侧楔骨和骰骨。着重观察**距骨滑车和跟骨结节**（图2-14、图2-15）。

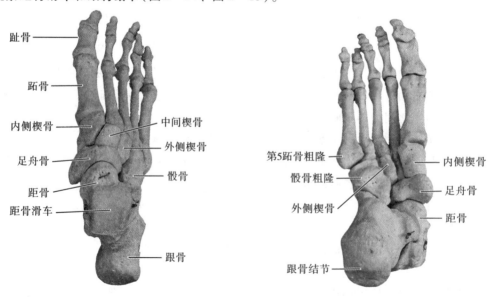

图2-14 足骨上面观   图2-15 足骨下面观

6）跖骨和趾骨

底朝向近侧，有头或滑车伸向远侧，为长骨。辨认其形态和位置（图2-14、图2-

15)。

在自己身体上触摸髂骨翼的游离缘为髂嵴，即腰带所接触的部位；髂嵴前、后方的骨性突起是髂前、后上棘，较平，常为进行骨髓穿刺的部位；坐位时与凳子相接触的骨性结构即坐骨结节；臀部外侧的骨性隆起为股骨大转子，向下于膝关节前方可触摸到髌骨。沿髌骨向下可触及髌韧带及胫骨粗隆；在踝部，观察及触摸内、外踝。

【注意事项】

①此次实习中要观察的标本较多，时间紧张，实习时要合理安排时间。观察时应将游离骨标本和整体骨架相结合，注意局部与整体的关系，理解四肢骨的位置和接连。

②实习过程中需将标本、教材、图谱、3D 教学软件有机结合，互为补充，并尽可能与自身相联系(触摸重要的骨性标志)，做到理论与实践相结合。

③观察时应注意骨的正确位置，分辨骨的位置属性(左侧肢体还是右侧肢体)并正确运用解剖方位术语。

④骨的形态(尤其是关节面)对于后续学习骨连结、肌肉特别重要，应仔细、认真学习，夯实基础。

【知识拓展与临床联系】

1. 骨折治疗原则

骨折是骨科常见损伤，对骨折的治疗一般遵循以下三个原则。

①复位：是将移位的骨折段恢复正常或近乎正常的解剖位置关系，重建骨的支架作用。

②固定：将骨折段维持在复位后的位置，使其在良好对合的情况下达到牢固愈合，这是骨折愈合的关键。

③功能锻炼和康复：在不影响固定的前提下，尽早进行循序渐进的主动或被动运动，有利于病肢血液循环，减少肌萎缩，保持肌肉力量，防止骨质疏松和关节僵硬的发生，促进骨折愈合。

2. 肱骨干骨折

肱骨干上起肱骨外科颈下 1 cm 处，下达肱骨内、外上髁上 2 cm 处。骨折多见于成年人，多发于骨干的中部，其次为下部，上部最少，中下 1/3 骨折并发桡神经损伤约占 2%。

3. Colles 骨折

Colles 骨折是指桡骨下端的骨松质骨折。骨折发生在桡骨下端 2 ~ 3 cm 范围内的骨松质部位，为人体较常发生的骨折之一，占所有骨折的 10%，以成年人居多。骨折多为粉碎型，关节面可被破坏。儿童受到同样暴力可造成桡骨下端骨骺分离。多为平地跌倒，手掌撑地、腕关节处于背伸及前臂内旋位时，导致暴力集中于桡骨远端松质骨处而引起骨折。在此种状态下，骨折远端必然出现向背侧及桡侧的移位。此时，尺骨茎突可伴有骨折。

4. 股骨颈骨折

股骨颈骨折常发生于老年人，随着人的寿命延长，其发病率日渐增高。老年人骨折的主要原因为骨质疏松后骨强度下降，易发生跌倒损伤；而青壮年发生股骨颈骨折，往往由于严重损伤，如车祸或高处跌落致伤。因过度、过久负重劳动或行走，逐渐发生骨折者，称为疲劳骨折，其临床治疗中存在骨折不愈合和股骨头缺血坏死两个主要难题。

【思考与练习】

1. 从进化的角度解释上、下肢骨的形态特征。

2. 肱骨中段骨折容易损伤哪条神经，为什么？

3. 胫骨和腓骨在参与支持体重方面，哪个更重要？请结合骨的位置和形态进行解释，并联系临床上胫骨、腓骨骨折的严重性。

4. 绘图记忆重要的四肢骨。

（杨蓬勃）

实验三　颅　骨

【实验目的】

1. 掌握

①脑颅与面颅诸骨的名称、位置及毗邻关系。

②额骨、枕骨、颞骨、蝶骨、筛骨、上颌骨和下颌骨的形态结构。

③颅底内面三个窝的构成、境界及重要结构。

④颅底外面观的形态结构。

⑤骨性眼眶的构成、形态及其通连。

⑥骨性鼻腔的构成、形态及其通连。

⑦鼻旁窦的位置和开口部位。

⑧骨性口腔的构成和形态。

⑨颞窝、颞下窝的位置和通连。

⑩翼腭窝的位置与通连。

2. 了解

①顶骨、泪骨、颧骨、腭骨、鼻骨、下鼻甲、舌骨和犁骨的位置和形态。

②颅的重要体表标志：枕外隆突、乳突、颧弓、外耳门、眶缘、眉弓、眉间、下颌角、下颌骨髁突、额隆凸等。

③翼点的位置、构成和临床意义。

【实验材料】

①多媒体电脑及挂图。

②3D 解剖学教学软件："中国数字人"(电脑版)、3D body(手机版)。

③完整颅骨标本、水平切的整颅盖骨和整颅底标本、分离颅骨标本。装缸整颅(彩颅骨)、水平切整颅底、矢状切整颅、冠状切整颅以及分离颅骨标本。

④15 cm 长的细铁丝若干。

【实验内容与方法】

1. 观察颅骨的位置、形态

（1）观察各颅骨的位置

在整颅矢状切彩色标本(图 3 - 1、图 3 - 2)上，观察脑颅和面颅的位置关系，以及各颅骨在整颅中的位置。脑颅包括成对的颞骨、顶骨和单一的额骨、枕骨、蝶骨和筛骨。面颅有 15 块骨，包括成对的上颌骨、鼻骨、泪骨、颧骨、下鼻甲和腭骨以及单一的舌骨、梨骨和下颌骨。

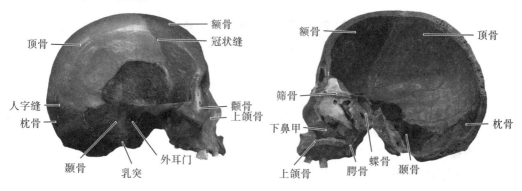

图 3-1　颅侧面观　　　　　　　图 3-2　颅矢状切内侧面观

（2）分离颅骨上的主要结构

额骨：观察竖立的额鳞（内含额窦），水平后伸构成眶上壁的眶部及两眶之间的鼻部。

枕骨：枕骨居后下方，呈勺状，辨认**枕骨大孔**、**枕外隆凸**、**上项线**、**枕内隆凸**、**横窦沟**、**乙状窦沟**、斜坡、**舌下神经管**和**枕髁**等结构，并注意观察枕髁关节面的形态及其与寰椎的关联（图 3-3、图 3-4）。枕骨前下部有枕骨大孔，枕骨借此分为前方的基底部，后方的枕鳞及两侧的侧部。侧部的下方有枕髁。枕骨大孔的后方有枕外嵴，延续为枕外隆突，枕外隆突向两侧延伸为上项线。

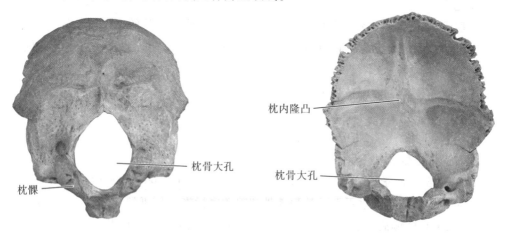

图 3-3　枕骨外面观　　　　　　　图 3-4　枕骨内面观

颞骨：辨认**外耳门**前上方的鳞部，其外面前下部的**颧突**、**下颌窝**、**关节结节**。观察岩部及其上的**三叉神经压迹**、弓状隆起、鼓室盖、**内耳门**、**颈动脉管外口**、**颈静脉窝**、**茎突**、**乳突**和**茎乳孔**。确认从前、下、后三面围绕外耳道的鼓部。用细铁丝探查颈动脉管的走行（图 3-5、图 3-6）。

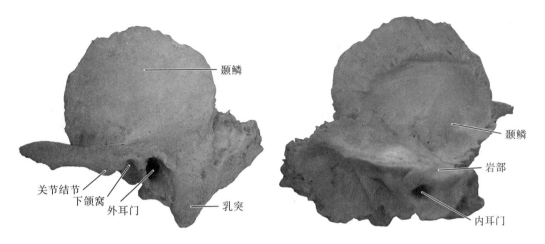

图 3 - 5 颞骨外面观　　　　　　　　　　　图 3 - 6 颞骨内面观

蝶骨：呈蝴蝶形，中间立方形的骨块为体，内含蝶窦，上方呈马鞍状的结构是蝶鞍，中央有凹陷的垂体窝；由体的两侧发出向外上扩展的是大翼，其根部由前内向后外依次有圆孔、卵圆孔和棘孔；由体的前上部发出小翼，小翼与体交界处有视神经管，小翼与大翼间的裂隙为眶上裂。观察构成蝶骨的**大翼**、**小翼**、**体**和**翼突**。辨认位于体内部的**蝶窦**，上面的**蝶鞍**、**垂体窝**；观察大翼根部由前内向后外排列的**圆孔**、**卵圆孔**和**棘孔**；观察小翼与体交界处的**视神经管**，小翼与大翼间的**眶上裂**（图 3 - 7、图 3 - 8）。观察翼突内、外侧板和其间的翼窝。

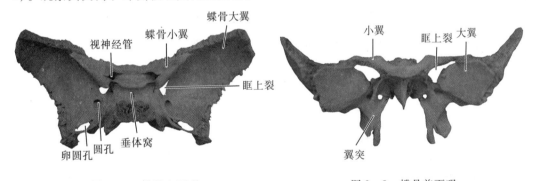

图 3 - 7 蝶骨上面观　　　　　　　　　　　图 3 - 8 蝶骨前面观

筛骨：呈"巾"字形，位居鼻腔、眼眶与颅前窝之间。观察**筛板**，**筛孔**，**鸡冠**，**垂直板**，**筛骨迷路**，筛骨迷路内的**筛窦**，内侧壁上的**上**、**中鼻甲**和外侧壁的**眶板**（图 3 - 9、图 3 - 10）。

下颌骨：一体两支。观察下颌体上缘的牙槽弓，体外侧的**颏隆凸**、**颏孔**，体内面正中的颏棘。辨认下颌支内面的**下颌孔**、下颌支上端前方的**冠突**和后方的**髁突**（包括**下颌头**和**下颌颈**），下颌支后缘与下颌底相交处的**下颌角**，观察位于下颌角内、外面的**翼肌粗隆**和**咬肌粗隆**（图 3 - 11、图 3 - 12）。

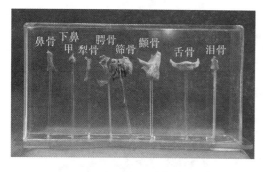

图 3 - 9　部分分离颅骨(前面观)

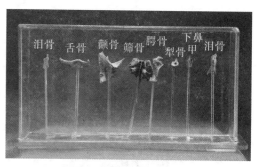

图 3 - 10　部分分离颅骨(后面观)

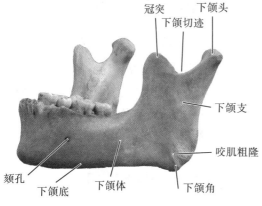

图 3 - 11　下颌骨外侧面观

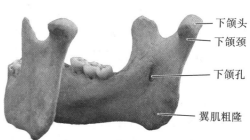

图 3 - 12　下颌骨内侧面观

上颌骨：辨认**一体四突**(额突、颧突、牙槽突和腭突)，额突伸向上方，颧突伸向外侧，牙槽突伸向下方且容纳牙根，腭突水平伸向内侧。观察位于上颌体内的**上颌窦**，体分前面、眶面、鼻面和颞下面(图 3 - 13、图 3 - 14)。

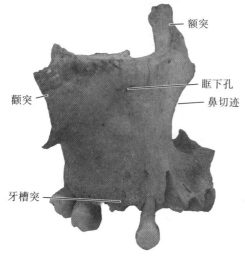

图 3 - 13　上颌骨外面观

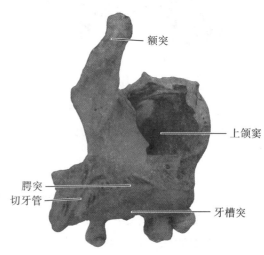

图 3 - 14　上颌骨内面观

观察舌骨、犁骨、腭骨、颧骨、鼻骨、泪骨和下鼻甲的形态和位置(图3-9、图3-10)。舌骨分中间的舌体和向后延伸的大角,向上的短突为小角;犁骨为斜方形小骨片。腭骨分水平板和垂直板两部;颧骨呈菱形。鼻骨为长条形小骨片,上窄下宽;泪骨为方形小骨片,连接上颌骨与筛骨迷路;下鼻甲为薄而卷曲的小骨片。

2. 颅的整体观

(1)颅底内面观

颅前窝的位置较高,由位于眼眶上部较大的额骨眶板和后方较小的蝶骨小翼构成。观察颅前窝的构成及其内的**筛板**、**鸡冠**、盲孔和额嵴(图3-15)。

颅中窝高低不平,由突起的蝶骨体、低凹的蝶骨大翼和锥形的颞骨岩部构成,观察颅中窝的构成。辨认颅中窝的**垂体窝**、**交叉前沟**、**视神经管**、**颈动脉沟**、**破裂孔**、**眶上裂**、**圆孔**、**卵圆孔**和**棘孔**;在颞骨岩部前面寻找弓状隆起、鼓室盖和三叉神经压迹(图3-15)。

颅后窝的位置最低,由枕骨和颞骨岩部构成,观察颅后窝的构成。辨认中部的**枕骨大孔**、斜坡、**舌下神经管内口**、**颈静脉孔**、**乙状窦沟**、**横窦沟**和**内耳门**(图3-15)。

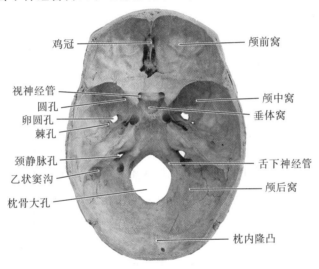

图3-15 颅底内面观

(2)颅底外面观

颅底外面高低不平,孔裂甚多,相互间位置关系复杂,可通过两侧关节结节做连线将其分为前、后两区。在前区辨认牙槽弓和骨腭,于骨腭上寻认上颌骨腭突与腭骨水平板、腭中缝、切牙孔及其通连的**切牙管**;在骨腭后缘两侧辨认**腭大孔**,于骨腭后方查看左、右**鼻后孔**,查看翼突内、外侧板及其之间的**翼窝**;在翼突外侧能见到**卵圆孔和棘孔**。注意颅底外面找不到圆孔,用铁丝探查圆孔的连通。在后区辨认**枕骨大孔**及其两侧的**枕髁**、**舌下神经管外口**和髁管开口;于枕髁前、外侧辨认**破裂孔**、**颈静脉孔**、**颈动脉管外口**、**茎突**、**乳突**、**茎乳孔**和**下颌窝**(图3-16)。

(3)颅侧面观

在颧弓上方,查看**翼点**的位置(额、顶、颞、蝶骨交界处)、形态("H"形骨缝),

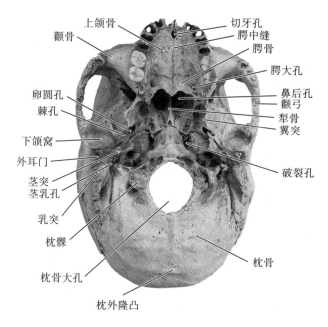

上颌骨
颧骨
卵圆孔
棘孔
下颌窝
外耳门
茎突
茎乳孔
乳突
枕髁
枕骨大孔
枕外隆凸
切牙孔
腭中缝
腭骨
腭大孔
鼻后孔
颧弓
犁骨
翼突
破裂孔
枕骨

图 3 - 16　颅底外面观

观察此处骨质的厚度和内面的沟(图 3 - 1、图 3 - 2)。观察**颞下窝**(位于颧弓平面以下，是上颌骨体和颧骨后方的不规则间隙)和**翼腭窝**(为上颌骨体、蝶骨翼突和腭骨之间的窄间隙)的位置，用细铁丝探查其通连。

(4)颅前面观

额区：查看眉弓和眉间(图 3 - 17)。

眶：在眶底的眶上、下缘附近辨认**眶上孔**(或眶上切迹)及**眶下孔**；在眶尖处辨认**视神经管**，并用细铁丝探查其交通；在眶上壁前外侧份辨认**泪腺窝**；在内侧壁前下份辨认**泪囊窝**，探查其经鼻泪管向下与鼻腔的交通；在下壁，观察眶下沟、眶下管及其与眶下孔的交通；在眶外侧壁与眶上、下壁交界处辨认裂隙状的**眶上、下裂**，用细铁丝探查其交通(图 3 - 17)。

骨性鼻腔：在整颅正中矢状切面上，观察骨性鼻腔的外侧壁，查看**上、中、下鼻甲**及下方相应的**上、中、下鼻道**；观察蝶骨体内的**蝶窦**、额骨内的**额窦**。在颅冠状切标本上，查看上颌骨内的**上颌窦**和筛骨迷路内的**筛窦**。辨认各鼻旁窦的开口位置，可借助软铁丝观察鼻旁窦与鼻道的开口关系。

骨性口腔：重点观察骨性口腔的上壁，即骨腭(图 3 - 16)。骨腭前 2/3 由上颌骨腭突构成，后 1/3 由腭骨水平板构成。

(5)颅顶面及后面观

在成人整颅标本上，观察**冠状缝、矢状缝、人字缝、枕外隆凸**和**上项线**(图 3 - 18)。

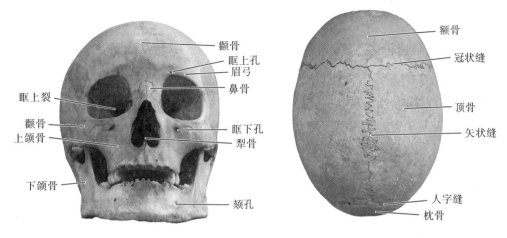

图 3 – 17　颅前面观　　　　　　　　　　图 3 – 18　颅上面观

3. 新生儿颅

新生儿脑颅远大于面颅(图 3 – 19)。观察前囟和后囟，体会囟的形成，理解其临床意义。

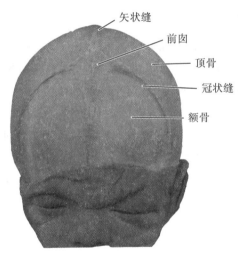

图 3 – 19　新生儿颅骨

观察整颅完毕后，触摸颅骨的体表标志：枕外隆凸、乳突、眶上切迹、眶下孔、颧弓、下颌角、下颌头、舌骨体等。

【注意事项】

①因颅骨形态结构及位置关系极为复杂，实习过程中需将标本、教材、图谱、3D教学软件有机结合，互为补充，并尽可能与自己的身体相联系(触摸颅骨的重要骨性标志)，做到理论与实践相结合。

②观察分离颅骨时，需随时与整颅相对照，以了解分离颅骨及其重要结构在整体颅上的位置。

③眼眶和鼻腔处骨质菲薄，容易受损，拿取或放下时，动作要轻巧，不得把手指

或其他硬物伸入眼眶或鼻腔内。

【知识拓展与临床联系】

1. 鼻窦炎

鼻窦炎指鼻窦黏膜的炎症，常继发于鼻炎。上颌窦发生炎症的概率最大，其次是筛窦。上颌窦易发生炎症的原因与其解剖学结构密不可分，鼻窦各窦口彼此相邻，一个发生病变可累及其他。如额窦，筛窦前、中群和上颌窦均开口于中鼻道的半月裂，上颌窦的开口位于半月裂的下部，额窦或筛窦前、中群有炎症时，引流物易经半月裂开口处流入上颌窦，加之上颌窦容积最大，窦口较高，不易引流，这些因素造成了上颌窦炎较其他鼻窦炎多发。

2. 垂体腺瘤的手术路径

垂体腺瘤为来源于腺垂体的良性肿瘤，一般首选手术治疗。现多采用神经内镜下经鼻腔 - 蝶窦入路切除肿瘤。具体途径为经鼻腔到达蝶筛隐窝，寻找蝶窦开口，自蝶窦开口向下扩大切除蝶窦前壁，进入蝶窦。进而抵达蝶鞍下方，打开鞍底，显露病变的垂体，进行内镜下手术切除。

3. 鼻泪管狭窄

鼻泪管一端开口于眼眶，另一端开口于下鼻道，由骨性鼻泪管内衬黏膜形成，引流泪液进入鼻腔经鼻黏膜吸收。鼻泪管狭窄是由于先天性异常或感染所致，表现为泪液不断越过睑缘流到面颊部，又称为"溢泪症"或"迎风流泪症"。

4. 翼点

翼点位于颅侧面的颞窝内，是在额骨、顶骨、颞骨和蝶骨大翼相交接处形成的"H"形骨缝，为中医学的"太阳穴"所在。此处骨质较薄，内面有脑膜中动脉的前支经过。此处如受暴力打击或撞击，易造成骨折，进而损伤脑膜中动脉形成硬膜外血肿，比较危险。

【思考与练习】

1. 颅中窝有哪些重要的孔、管、沟、裂？各通向何处？
2. 哪些骨参与骨性鼻腔外侧壁的构成？
3. 试述鼻旁窦的位置、开口部位及临床意义。
4. 以绘图、涂色等方式理解并记忆整颅的构成。

（杨蓬勃）

实验四　关节学

【实验目的】

1. 掌握
①关节的基本结构和辅助结构。
②椎骨的连结。
③骨性胸廓的构成、形态。
④颞下颌关节的构成和运动。
⑤胸锁关节、肩关节、肘关节、桡腕关节的构成、结构特点和运动。
⑥桡骨、尺骨间的连结。
⑦骶髂关节的形态、结构。
⑧髋骨与骶骨之间的韧带连结。
⑨骨盆的构成，大、小骨盆的分界线。
⑩髋关节、膝关节和距小腿关节(踝关节)的构成、结构特点和功能。

2. 了解
①骨连结的分类。
②直接连结的三种类型。
③关节的分类、运动形式。
④寰枕关节和寰枢关节的构成及运动。
⑤脊柱的整体观及运动。
⑥肋与脊柱、胸骨的连结。
⑦骨盆的性别差异。

【实验材料】

①"关节学"教学录像、挂图。
②3D 解剖学教学软件："中国数字人"(电脑版)、3D body(手机版)。
③整体骨架；骨连结标本：椎骨连结标本(经椎间盘水平切、切除椎体保留椎弓、经椎体及椎间盘矢状切)；整体胸廓、胸廓前壁标本；整体及切开的颞下颌、肩、肘、桡腕关节，带固有韧带的骨盆标本；整体及切开的髋、膝、踝关节标本。

【实验内容与方法】

1. 观看"关节学"录像
2. 观察、学习躯干骨连结

（1）脊柱

1）椎骨间的连结

椎体间连结：在脊柱矢状切标本（图4-1）上，观察**椎间盘**的位置（相邻椎体之间）和外形；在经椎间盘水平切的标本（图4-2）上，观察其形态和构成（中央部的**髓核**、周围部的**纤维环**）。观察紧贴椎体前、后面纵向行走的**前、后纵韧带**，并注意二者形态、结构的区别（图4-3）。前纵韧带宽而坚韧，自枕骨大孔前缘下达第1或第2骶椎椎体；后纵韧带相对较窄，起自枢椎，下达骶骨。

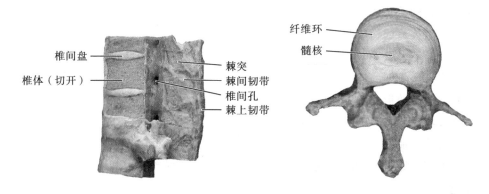

图4-1 脊柱（部分矢状切）　　　　　图4-2 椎间盘

椎弓间的韧带连结：在去除椎体的标本上，观察**黄韧带**（位于相邻椎弓板之间）、**棘间韧带**（棘突间的结缔组织膜）和连接各棘突末端的纵行的**棘上韧带**（图4-1、图4-4）。

椎弓间的关节连结：在水平切标本上寻找该**关节突关节**，观察其关节腔，关节面的方向，理解其运动方式（图4-2）。

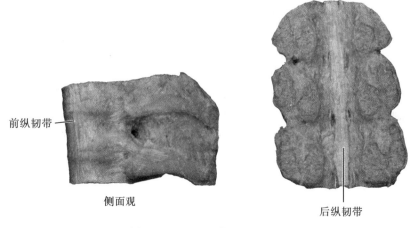

图4-3 后纵韧带，前纵韧带

2）脊柱整体观及运动：在整体骨架（图1-2）上观察脊柱的前面（椎体自上而下逐渐增大）和后面（不同部位棘突形态各异）；从侧面观察脊柱的4个生理性弯曲（颈曲、胸曲、腰曲和骶曲）。

（2）胸廓

1）胸廓整体观

在胸廓标本（图4-5）或整体骨架（图1-2）上观察胸廓的构成：前部中央为胸骨，后部中央为胸椎，两侧为肋。成人胸廓近似圆锥形，观察较小的**胸廓上口**，由胸骨柄上缘、第1肋和第1胸椎椎体围成，向前下倾斜。胸廓下口宽而不规则，由剑突、肋弓、第11肋前端、第12肋下缘、第12胸椎构成。观察**肋弓**的组成（第8、9、10肋软骨依次向上附着于上位肋），肋和肋之间的**肋间隙**。在自己身体上触摸肋弓和肋间隙。

2）胸廓的连结

肋椎关节：在胸段脊柱侧面观（图4-1、图4-3）上，观察肋头关节（肋头与肋凹相关节）和肋横突关节（肋结节与横突肋凹相关节）。

胸肋关节：于游离的胸廓前壁冠状切标本（图4-6）上，观察第1肋与胸骨柄之间的软骨结合，第2~7肋软骨与肋切迹构成的胸肋关节，可轻轻摇晃肋软骨来观察关节腔。

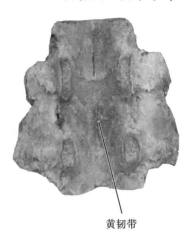

黄韧带

图4-4 黄韧带

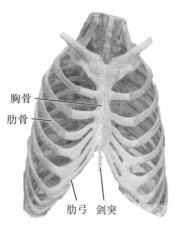

胸骨
肋骨
肋弓 剑突

图4-5 胸廓观

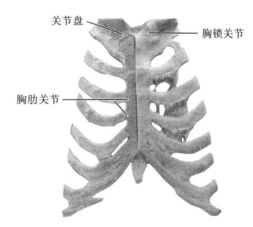

关节盘
胸锁关节
胸肋关节

图4-6 胸肋关节

3. 颅骨的连结

纤维连结和软骨连结：在新生儿整颅标本上，观察矢状缝、冠状缝以及颅顶盖之间的前囟和后囟等（图3-19）。

颞下颌关节：观察**颞下颌关节**的位置、关节囊和外侧韧带（图4-7）。在经颞下颌关节矢状切标本上（图4-8），观察**下颌头**和**下颌窝**，注意下颌窝前方的**关节结节**以及呈"~"形的**关节盘**。运动下颌骨（上提、下降、前进、后退和侧方运动），体会颞下颌关节的运动。

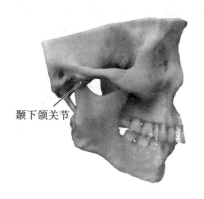

图 4 - 7 颞下颌关节侧面观   图 4 - 8 颞下颌关节矢状切面

4. 上肢骨的连结

（1）上肢带骨连结

在游离的冠状切胸前壁标本上，观察**胸锁关节**的构成（由胸骨柄的锁切迹和锁骨的胸骨端构成）及位于关节面之间的**关节盘**（图 4 - 5、图 4 - 6）。在肩关节带锁骨的标本上，用手摇晃锁骨，观察锁骨肩峰端与肩峰间的连结，肩锁韧带（位于肩锁关节上方）和喙锁韧带（肩胛骨喙突与锁骨下面之间）的位置。观察喙肩韧带（连于喙突与肩峰之间），理解其意义。

（2）自由上肢骨连结

1）肩关节

在完整肩关节标本（图 4 - 9）上，晃动肱骨，体会关节囊的松驰度。在自关节囊前部打开的肩关节标本（图 4 - 10）上，查看肩关节的**构成**（肩胛骨关节盂和肱骨头）。在游离关节窝周缘观察**关节唇**。在肩关节冠状切标本上，观察并牵拉肱二头肌长头腱，观察其与关节囊的关系（图 4 - 11）。运动自己的肩关节，体会其运动形式（冠状轴：前屈后伸；矢状轴：内收外展；垂直轴：旋内旋外；环转运动）和幅度。

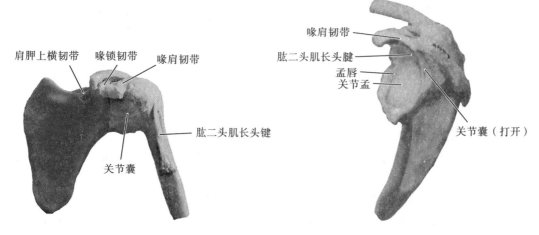

图 4 - 9 肩关节前面观   图 4 - 10 肩关节内面观，囊打开

2）肘关节

在整体骨架上，观察肘关节的构成（肱骨下端、尺骨和桡骨上端）。在肘关节整体标本上，观察肘关节两侧的**桡侧副韧带**和**尺侧副韧带**。因肱骨滑车的运动轴斜向下外，当伸前臂时，前臂偏向外侧，与上臂形成约163°的提携角，理解"提携角"的概念及意义（图4－12）。在打开前、后部关节囊的肘关节标本（图4－13）上，观察

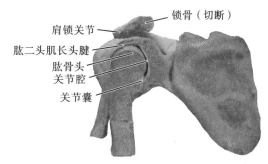

图4－11 肩关节冠状切面

肱尺关节的构成（**肱骨滑车和尺骨滑车切迹**）。仔细辨认桡骨头周缘的**桡骨环状韧带**，用手旋转桡骨，观察其与位于肱骨及尺骨间的肱桡关节和桡尺近侧关节。

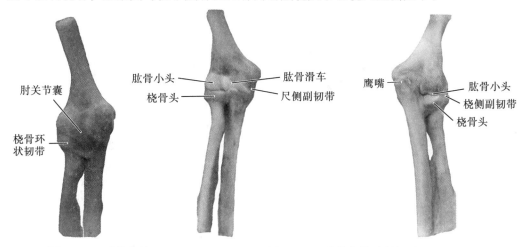

图4－12 肘关节前面观　　　图4－13 肘关节前后囊打开

3）尺、桡骨连结

在整体标本上观察桡尺近侧关节和前臂骨间膜，观察骨间膜在前臂旋前和旋后状态下的紧张及松弛情况（图4－12）。在手部冠状切标本（图4－14）上观察桡尺远侧关节。

4）腕关节

在手部冠状切标本（图4－14）上，观察腕关节关节头和关节窝的形状及构成（由**手的舟骨、月骨和三角骨构成关节头，桡骨的腕关节面和尺骨头下方的关节盘构成关节窝**）。运动自己的腕关节，体会运动形式（屈、伸、收、展和环转）。

5. 下肢骨连结

（1）下肢带骨连结

1）骶棘韧带和骶结节韧带

在附有韧带的骨盆标本上（图4－15、图4－

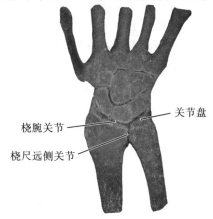

图4－14 腕关节

16)，从骶、尾骨侧缘向外侧查看**骶棘韧带**(骶骨侧缘向外，呈三角形，止于坐骨棘)和**骶结节韧带**(起于骶骨侧缘，呈扇形，止于坐骨结节)。观察坐骨大孔和坐骨小孔的位置和构成。骶棘韧带与坐骨大切迹围成**坐骨大孔**，骶棘韧带、骶结节韧带与坐骨小切迹围成**坐骨小孔**。

2)骨盆

在骨架或骨盆标本上观察时，首先要摆放好骨盆的正常姿势。骨盆整体向前倾斜，髂前上棘与耻骨结节处于同一冠状面，耻骨联合上缘与尾骨尖处于同一水平面。在骨盆内面(图4-15)，寻认骶岬、弓状线、耻骨梳、耻骨结节和耻骨嵴连成的**界线**。界线是上方的大(假)骨盆与下方的小(真)骨盆的分界线。注意观察骨盆形态、结构的性别差异。男性骨盆高而窄，上口呈椭圆形，耻骨下角小；女性骨盆短而宽，上口呈圆形，耻骨下角大。

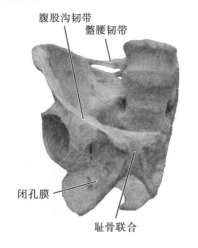

图4-15　骨盆韧带前面观

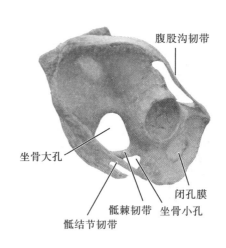

图4-16　骨盆韧带后侧面观

(2)自由下肢骨连结

1)髋关节

在未打开的髋关节标本(图4-17)上，观察髋关节囊的包被情况，特别注意关节囊与股骨颈的附着关系。查看囊外韧带，以髂前下棘与转子间线间的**髂股韧带**最为强大。在打开关节囊的标本(图4-18、图4-19)上，观察髋关节的构成(**髋臼**和**股骨头**)，注意观察髋臼切迹被**髋臼横韧带**封闭。外拉股骨头，观察股骨头与关节窝之间的**股骨头韧带**，观察髋臼周缘的**髋臼唇**。运动髋关节，比较髋关节与肩关节构成特点(头大窝深)及运动(三轴运动)的区别。

2)膝关节

在未打开关节囊的膝关节标本(图4-20、图

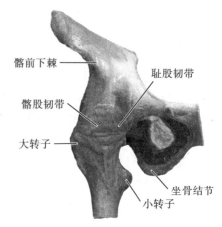

图4-17　髋关节前面

4－21）上，观察膝关节的囊外韧带（前面有**髌韧带**，外侧有**腓侧副韧带**，内侧有**胫侧副韧带**，后壁有**腘斜韧带**）。

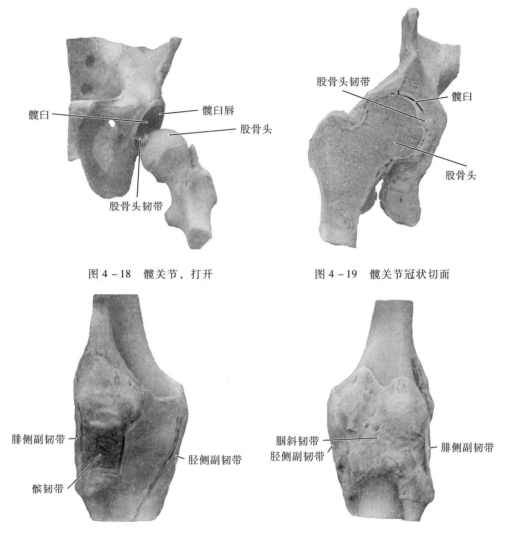

图 4－18　髋关节，打开　　　　　　　　图 4－19　髋关节冠状切面

图 4－20　膝关节前面观　　　　　　　　图 4－21　膝关节后面观

　　在打开关节囊的标本（图 4－22）上，查看膝关节的构成（**股骨下端内、外侧髁，胫骨上端内、外侧髁和髌骨**）及各关节面的形态。重点观察**前、后交叉韧带和半月板**。前、后交叉韧带以起点命名，起于胫骨髁间隆起前方的是前交叉韧带，起于后方者为后交叉韧带，观察它们的走行及止点。在分离的膝关节标本（图 4－23）上，观察半月板的形态（内侧半月板较大，呈"C"形；外侧半月板较小，近似"O"形）、起止以及与周围关节囊的附着关系。

　　在打开的膝关节标本（图 4－22）上，观察关节囊的附着、关节腔的围成、**滑膜襞**和**滑膜囊**的位置及通连，重点观察位于股四头肌腱深面的**髌上囊**以及位于髌骨下方中线两侧的**翼状襞**。

　　活动膝关节，体会其运动。

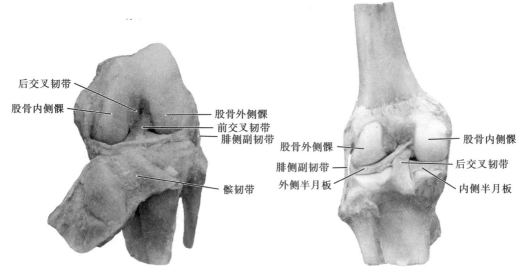

图 4 - 22 膝关节前面打开

3）胫、腓骨连结

在整体标本上，观察上部的由
胫骨外侧髁的腓关节面与腓骨头构
成的胫腓关节、中部的小腿骨间膜
以及胫腓下端的韧带连结。与尺桡
骨连结对比学习，寻找异同点。

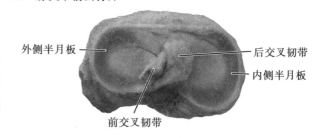

图 4 - 23 膝关节软骨和韧带

4）踝关节

在经足斜切面标本（图 4 - 24）
上，观察踝关节的构成（**胫、腓骨的下端与距骨滑车**）。在整体标本上观察踝关节的内、
外侧韧带。内侧的三角韧带呈扇形止于足舟骨、距骨和跟骨；外侧是距腓前韧带、跟
腓韧带和距腓后韧带。在骨架上，观察距骨上关节面的形态及特点（前宽后窄），理解
踝关节扭伤多发生在跖屈姿势状态下的原因。活动踝关节，体会其运动。

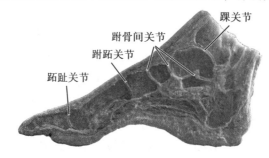

图 4 - 24 足的关节（切面）

5）足弓

在整体足骨标本或模型上，观察由跗骨和跖骨借其连结形成的凸向上的足弓，从
内侧查看由跟骨、距骨、舟骨、3 块楔骨和内侧的 3 块跖骨连结形成的内侧纵弓，从外
侧查看由跟骨、骰骨和外侧的 2 块跖骨连结形成的外侧纵弓，从下方查看由骰骨、3 块

楔骨和骰骨形成的横弓。将足骨整体标本或模型放下，观察足弓的三个着地点，即第 1 跖骨头、第 5 跖骨头和跟骨结节，理解正常足弓的意义。在足骨连结标本上，辨认维持足弓形态的韧带和肌腱，理解足弓的观测方法及临床意义。

【注意事项】

①实习骨连结时，必须紧密联系骨标本或骨架进行观察。

②实习过程中需将标本、教材、图谱、3D 教学软件有机结合，互为补充，并尽可能与自身相联系(例如运动自己的关节)，做到理论与实际相结合。

③注意爱护标本，不得用力拉扯，看完标本后要用湿布盖好，或放入专用保存箱中。

【知识拓展与临床联系】

1. 腰椎间盘突出症

腰椎间盘突出症指由腰椎间盘退行性变或外力作用引起腰椎间盘内、外压力平衡失调所致腰椎间盘纤维环破裂、髓核突出，从而压迫椎管内神经根、血管、脊髓或马尾神经所致的腰痛和一侧或双侧坐骨神经反射痛等一系列临床症状。本病多在 20 ~ 60 岁发病，男性多于女性。

2. 韧带组织

韧带组织属于致密结缔组织，功能为加强关节，维护关节在运动中的稳定，并限制其超越生理范围的活动。最容易损伤的韧带有膝关节的前、后交叉韧带，内、外侧副韧带，踝关节的外侧副韧带等。较少见肩、腕、髋关节韧带发生损伤。充分的准备和热身、合适的运动时间和强度及科学使用护具有助于预防韧带损伤的发生。

3. 桡骨小头半脱位

桡骨小头半脱位在 1671 年由 Fournier 首先描述，又称达拉肘，是婴幼儿常见的肘部损伤之一。发病年龄 1 ~ 4 岁，其中 2 ~ 3 岁发病率最高。本病男孩比女孩多见，左侧比右侧多见。当肘关节伸直，前臂旋前位忽然受到纵向牵拉时容易引起桡骨小头半脱位。通常是大人领患儿上台阶时，牵拉胳膊时出现。表现为患儿哭闹，肘部疼痛，肘部半屈曲，前臂中度旋前，不敢旋后和屈肘，不肯举起和活动患肢。治疗以手法复位为主。

4. 人工关节置换术

人工关节置换术是指采用金属、高分子聚乙烯、陶瓷等材料，根据人体关节的形态、构造及功能制成人工关节假体，通过外科手术植入人体内，代替患病关节功能，达到缓解关节疼痛、恢复关节功能目的的方法。人工关节置换术是 20 世纪最成功的骨科手术之一，它让无数患有终末期骨关节疾病的患者重新回归正常的生活。

【思考与练习】

1. 从后正中线进行穿刺，进入椎管要经过哪些韧带？

2. 用表格小结肩、肘、髋和膝关节的基本结构、辅助结构和运动方式。

3. 颞下颌关节脱位时，下颌头与关节结节的位置关系发生了什么样的变化？如何复位？

4. 哪些膝关节结构易被损伤？如何加强或保护膝关节？

（杨蓬勃）

实验五　肌　学

【实验目的】

1. 掌握

①骨骼肌的形态、分类、构造和辅助装置。

②全身骨骼肌的分部及各部的分群。

③咀嚼肌的位置、起止和作用。

④颈肌的分群，胸锁乳突肌和前斜角肌的位置、起止和作用。

⑤斜方肌、背阔肌的位置、起止和作用。

⑥胸大肌，胸小肌，前锯肌，肋间内、外肌的位置、起止和作用。

⑦膈的位置和形态特点；孔裂的功能。

⑧腹直肌、腹外斜肌、腹内斜肌和腹横肌的位置、形态特点、起止和作用。

⑨三角肌、大圆肌、肱二头肌和肱三头肌的位置、起止和作用。

⑩前臂肌的分群、名称、位置排列关系、起止概况与作用。

⑪臀大肌、梨状肌和髂腰肌的位置、起止和作用。

⑫股部肌肉的分群及各群的作用。

⑬股四头肌的起止和作用。

⑭小腿肌肉的分群及各群的作用。

2. 了解

①了解肌的命名原则。

②拮抗肌和协同肌的概念。

③眼轮匝肌、口轮匝肌的位置和作用。

④竖脊肌的位置和作用，胸腰筋膜的位置和组成。

⑤上肢带肌形成的"肌腱袖"。

⑥手部和足部的肌肉。

⑦局部肌肉围成的窝、孔、三角等。

⑧全身主要的肌性标志：颞肌、咬肌；胸锁乳突肌；斜方肌、胸大肌；腹直肌、三角肌、肱二头肌及肱二头肌腱，掌长肌腱；臀大肌、股四头肌、半腱肌、半膜肌腱、股二头肌腱、蹬长伸肌腱、胫骨前肌及腱、腓肠肌、跟腱。

【实验材料】

①"肌学"挂图。

②3D 解剖学教学软件："中国数字人（电脑版）"、3D body（手机版）。

③骨骼肌标本：肌的形态类型标本（示长肌、短肌、扁肌、轮匝肌、二头肌和二腹肌），整尸肌肉手摸和塑化标本，股部横断面标本，面肌标本，咀嚼肌标本，背部肌肉标本，胸部肌肉标本，膈标本，腹部肌肉标本，上肢肌标本，下肢肌标本。

【实验内容与方法】

1. 结合3D 解剖学教学软件"中国数字人"，观察标本

在"中国数字人"的"肌学"部分选择各个不同部位，将其放大并向不同角度旋转，观察肌肉的形态和起止，与周围结构组合观察其位置，体会其作用；与实物标本相互参照学习、观察。

2. 肌学总论

（1）肌的形态及构造

在整尸肌肉标本（图 5 – 1）或装缸的肌形态类型标本（图 5 – 2）上，观察肌的形态：**长肌**呈细长形见于四肢，**短肌**位居脊柱深部，**扁肌**围成胸、腹腔，**轮匝肌**位于孔裂周围。观察肌形态的同时注意其构造，其由红色的**肌腹**和白色的**肌腱**构成；长肌肌腱细而长，附于骨；扁肌肌腱薄而宽，称为**腱膜**。

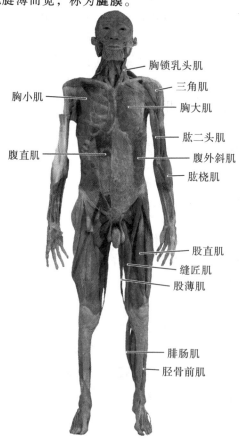

胸锁乳头肌

三角肌

胸小肌

胸大肌

肱二头肌

腹外斜肌

腹直肌

肱桡肌

股直肌

缝匠肌

股薄肌

腓肠肌

胫骨前肌

图 5 – 1 整尸肌肉塑化标本

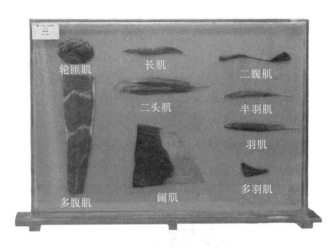

图 5 - 2　肌的形态

（2）肌的起止、配布和作用

在整尸肌肉标本上，用镊子或直接用手提起肌，观察其在骨面的附着点，即肌的起止点。一般以肌腱起止，中间为肌腹。骨骼肌跨过关节通过牵拉骨而产生运动，其在关节周围的配布与关节的运动轴有关。用手牵拉肘关节周围的肌，观察肌对关节运动的作用，理解拮抗肌、协同肌的意义及肌在关节周围的配布规律。

（3）肌的辅助装置

在股部横断面（图 5 - 3）上，观察浅筋膜和深筋膜，浅筋膜位于皮下，常有黄色脂肪组织；深筋膜是位于浅筋膜深面的白色膜性致密结缔组织。

在手部肌腱及腱鞘标本（图 5 - 4）上，观察肌腱及其外面的腱鞘。对照图谱和 3D 教学软件，理解腱鞘的结构（纤维层和滑膜层）。

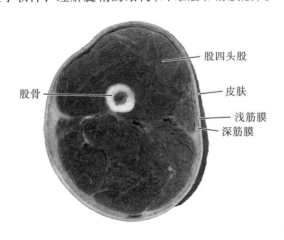

图 5 - 3　股部横断面

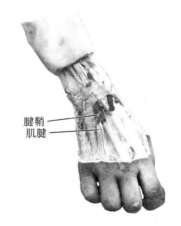

图 5 - 4　腱鞘

3. 全身骨骼肌的分部及各部的分群

在整尸肌肉标本上观察全身骨骼肌的分部及各部的分群。

4. 头肌

头肌包括面肌和咀嚼肌。

（1）面肌

在头面肌标本（图5-5）上，观察由额腹、帽状腱膜和枕腹构成的**枕额肌**、眼裂周围的**眼轮匝肌**、口裂周围的**口轮匝肌**。枕额肌可提眉，使前额皮肤出现皱纹及向后牵拉帽状腱膜。轮匝肌可使眼裂、口裂闭合。

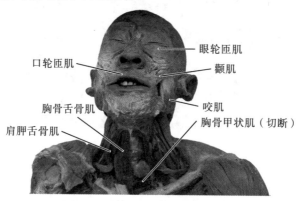

图5-5　头颈肌（前面）

（2）咀嚼肌

在面侧区咀嚼肌标本（图5-5、图5-6）上，观察**颞肌**（位于颞窝内，向下经颧弓深面止于下颌骨冠突）、**咬肌**（起于颧弓的下缘和内面，止于咬肌粗隆）、**翼内肌**（起于翼突窝，止于翼肌粗隆）和**翼外肌**（起于蝶骨大翼的下面和翼突，止于下颌颈）。

注意表浅的咬肌和深方的翼内肌的肌纤维走行方向一致，共同止于下颌角外侧或内侧，收缩时拉下颌体向上。翼外肌两侧同时收缩使下颌体下降而张口，单侧收缩使下颌移向对侧。

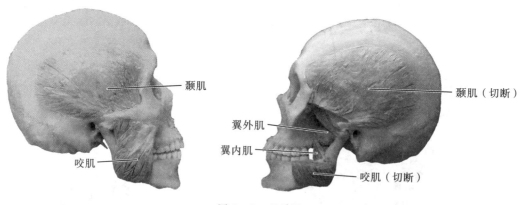

图5-6　咀嚼肌

5. 颈肌

（1）浅层

在颈肌浅层标本上，观察菲薄的颈阔肌，理解颈部横行皮纹与颈阔肌的关系。

观察**胸锁乳突肌**的位置、形态（图5-7）及起止（起于胸骨柄前面和锁骨的胸骨端，斜向后外上方，止于颞骨的乳突）。模拟该肌收缩，理解其作用（单侧收缩：头偏向同侧，脸转向对侧；双侧收缩：头后仰）。

（2）舌骨上、下肌群

在颈前肌标本（图5-5、图5-7）上，观察、辨认舌骨上肌群、舌骨下肌群。

舌骨上肌群：包括二腹肌、下颌舌骨肌、茎突舌骨肌、颏舌骨肌。舌骨上肌群的作用为，舌骨固定时，下拉下颌骨而张口；下颌骨固定时，上提舌骨。

舌骨下肌群：包括肩胛舌骨肌、胸骨舌骨肌、胸骨甲状肌和甲状舌骨肌。舌骨下肌群的作用为下降舌骨和喉。

（3）颈深肌群

在颈肌深层标本（图5-8）上，观察外侧群肌。注意前、中、后斜角肌的起止点。三者起点接近，均为颈椎横突，前、中斜角肌止于第1肋，后斜角肌止于第2肋。

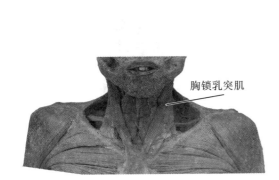

图5-7 胸锁乳突肌

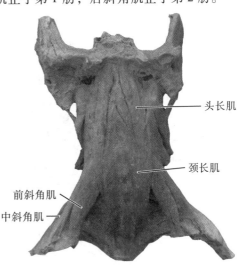

图5-8 颈深肌

查看前、中斜角肌和第1肋围成的**斜角肌间隙**（是臂丛和锁骨下动脉通过之处）。

6. 背肌

背肌分浅、深两层，起自脊柱，止于肢带骨或自由骨。

（1）背浅肌

在整尸肌及背浅层肌标本上，观察背浅肌（图5-9）。

1）斜方肌

观察斜方肌的位置（项、背上部浅层）、形态（两侧合起呈一斜方形）和起止（起于上项线、枕外隆凸、项韧带、第7颈椎和全部胸椎的棘突，止于锁骨的外侧1/3、肩峰和肩胛冈），理解其主要作用（使肩胛骨向脊柱靠拢，上部肌束可上提肩胛骨，下部肌束使肩胛骨下降）。

2）背阔肌

观察背阔肌的位置（背下部浅层）、形态（宽大的扁肌）和起止点（起于下6个胸椎和全部腰椎的棘突、骶正中嵴及髂嵴后部，止于肱骨小结节嵴）。牵拉背阔肌观察肩关节的运动方向，理解其作用（使肩关节后伸、内收和旋内）。理解做引体向上运动时，背阔肌的作用。

3）菱形肌

菱形肌位居斜方肌深面，肩胛骨与脊柱之间，呈菱形。

4）肩胛提肌

肩胛提肌位于斜方肌深面，为背上部外侧的细长肌。

（2）背深肌

观察纵行于脊柱两侧沟内的**竖脊肌**（图5-10），其自下向上止于椎骨、肋骨和枕骨处，此肌为背部的强大伸肌。

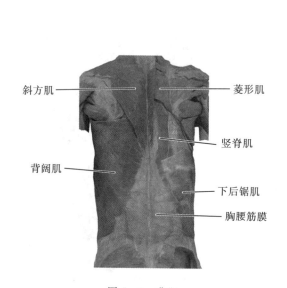

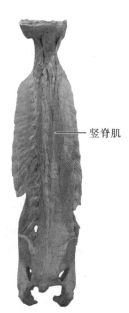

图5-9　背肌

图5-10　竖脊肌

7. 胸肌

（1）胸上肢肌

胸上肢肌起自胸廓，止于肢带骨或肱骨。在整体肌及胸肌标本（图5-11、图5-12）上观察胸大肌、胸小肌和前锯肌的位置、形态和起止。

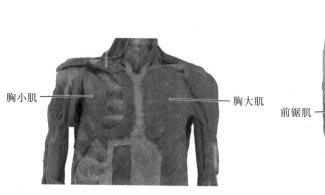

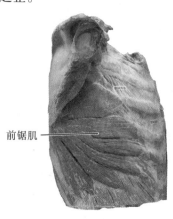

图5-11　胸大肌和胸小肌

图5-12　前锯肌

1）胸大肌

胸大肌位于胸上部浅层，呈扇形。查看其起点（锁骨内侧半、胸骨和第 1～6 肋软骨），止点（肱骨大结节嵴）。用手牵拉胸大肌，观察其在肩关节运动（前屈、内收和旋内）中的作用。

2）胸小肌

胸小肌位于胸大肌的深面，较小，起于第 3～5 肋骨，止于肩胛骨的喙突。

3）前锯肌

前锯肌位于胸侧壁，按起始部的形态命名。以锯齿形式起于第 1～9 肋，止于肩胛骨内侧缘处。牵拉前锯肌，观察肩胛骨的运动（向前贴紧胸廓），理解其作用。

（2）胸固有肌

观察肋间外肌、肋间内肌及其肌纤维的方向（图 5－11）。理解它们通过提肋或降肋参与呼吸的过程。

1）肋间外肌

在肋间肌标本（图 5－13）上，观察浅层的**肋间外肌**，注意其在肋间隙前部被肋间外膜取代；胸前部肌纤维自外上斜向内下，理解其作用（提肋帮助吸气）。

2）肋间内肌

肋间内肌位于肋间外肌的深面，后部为肋间内膜，注意观察胸前壁肋间隙内的肌纤维方向（由外下斜向内上），理解其收缩时的作用（降肋帮助呼气）。

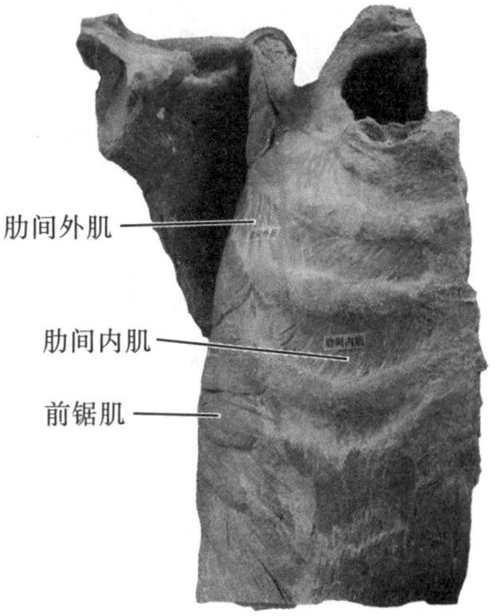

8. 膈

在游离膈标本上（图 5－14），查看其起始的三部分（胸骨部、肋部、腰部）和中央的腱膜（中心腱）。

重点观察膈的三个孔裂。

肋间外肌

肋间内肌

前锯肌

图 5－13　肋间肌

主动脉裂孔：在第 12 胸椎体前方，有主动脉和胸导管通过。

食管裂孔：位于主动脉裂孔左前方，约平第 10 胸椎，有食管和迷走神经通过。

腔静脉孔：较规则，位于中心腱内，约平第 8 胸椎，有下腔静脉通过。

膈为主要呼吸肌，体会其作用：收缩时，膈穹隆下降，吸气；增加腹压。

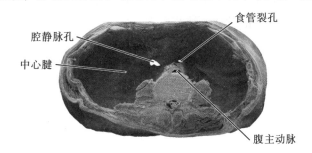

腔静脉孔

食管裂孔

中心腱

腹主动脉

图 5－14　膈肌（下面观）

9. 腹肌

（1）前外侧群肌

在腹前外侧壁肌标本上，观察腹外斜肌、腹内斜肌和腹横肌的位置、肌纤维的方向、起止和腱膜，辨认其形成的结构。观察腹直肌的位置、形态（图 5 - 15、图 5 - 16）。

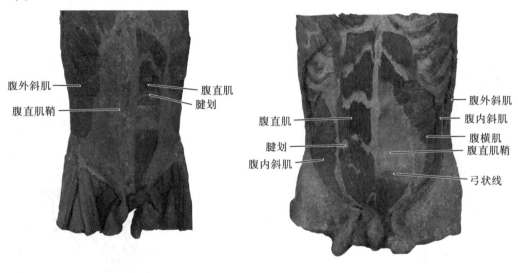

图 5 - 15 腹前外侧肌（1）　　　　　图 5 - 16 腹前外侧肌（2）

1）腹外斜肌

腹外斜肌居浅层外侧，前部肌纤维由外上斜向内下，在脐与髂前上棘连线以下移行为腱膜。髂前上棘与耻骨结节之间的腹外斜肌腱膜返转增厚，形成**腹股沟韧带**。在耻骨结节外上方，查看腹股沟管浅环，内有精索（男性）或子宫圆韧带（女性）通过。

2）腹内斜肌

腹内斜肌位于腹外斜肌深面，前部肌纤维由外下斜向内上，于近腹直肌处延续为腱膜。辨认**腹股沟镰（联合腱）**，注意其最下部的一些肌纤维包绕精索和睾丸形成提睾肌。

3）腹横肌

腹横肌位于腹内斜肌深面，前部肌纤维横行向内，于腹直肌外侧缘移行为腱膜；下部的肌纤维也呈弓形跨越精索或子宫圆韧带。腹横肌与腹内斜肌共同形成腹股沟镰，在精索或子宫圆韧带的后方止于耻骨结节周围。

4）腹直肌

腹直肌在腹前壁中线两侧。翻开腹直肌前面的腱膜（腹直肌鞘前层），观察腹直肌起于耻骨联合和耻骨嵴，止于剑突和第 5 ~ 7 肋软骨前面。该肌为多腹肌，其上有 3 ~ 4 个腱划。

5）腹直肌鞘

在整尸肌标本上，观察位于腹直肌前、后面的腱性结构，即腹直肌鞘。向上、下翻起腹直肌，注意观察鞘后层在脐以下 4 ~ 5 cm 处形成的游离下缘，即弓状线（半环线）。注意鉴别弓状线上、下腹直肌鞘结构的区别（弓状线以上，鞘前层由腹外斜肌腱膜和腹内斜肌腱膜的前层形成，鞘后层由腹内斜肌腱膜的后层和腹横肌腱膜形成；弓状线以下，腹直肌后面与腹横筋膜相贴）。

6）白线

在腹前外壁肌标本上查看位于腹直肌之间的白色腱性结构，即白线，其由两侧腹直肌鞘融合而成。白线上宽下窄，中部有脐环。

（2）后群肌

后群肌位于腹腔后壁，包括腰方肌和腰大肌。在腹后壁肌肉标本上观察，腰大肌较粗大，由腰椎斜向外下。腰方肌位于腰大肌的后外侧。

（3）腹股沟管

在腹前壁下部标本（图5-15、图5-16）上，观察腹股沟管。其为一肌筋膜裂隙，位于腹股沟韧带内侧半上方，由外上斜向内下，长4~5 cm，有二口、四壁。二口即内口（**腹股沟管深环**，由腹横筋膜向外突出而形成，位于腹前壁内面的腹股沟韧带中点上方）和外口（**腹股沟管浅环**，由腹外斜肌腱膜形成的三角形裂隙，位于耻骨结节外上方）。重点观察、理解四壁的构成，以精索或子宫圆韧带为中心标志，用镊子逐层翻开腹外斜肌腱膜和腹内斜肌起始部，此两者将精索或子宫圆韧带全部覆盖即为前壁；用镊子分离精索或子宫圆韧带上方的腹内斜肌和腹横肌的弓状下缘，此即上壁；用镊子将精索或子宫圆韧带拉出，观察其后面位于弓状下缘下方的腹横筋膜及内侧的腹股沟镰，即后壁；腹股沟韧带为下壁。腹股沟管为腹壁薄弱区，腹腔内容物易经该处突出形成腹股沟斜疝。

10. 上肢肌

（1）上肢带肌

在整体肌标本和游离肩肌标本（图5-17、图5-18）上，观察上肢带肌的起止点和位置。

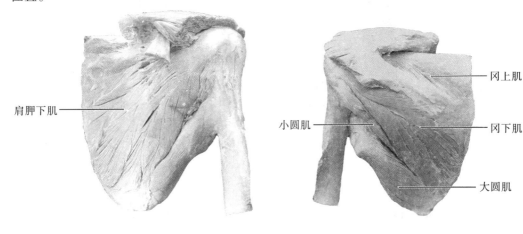

肩胛下肌　　　　　　　　　　　　　冈上肌

小圆肌　　　　　　　　　　　　　　冈下肌

大圆肌

图5-17　游离肩肌标本（前）　　　　图5-18　游离肩肌标本（后）

1）三角肌

观察**三角肌**的位置、形态（包绕肩关节，呈三角形）和起止点（起于锁骨外侧段、肩峰和肩胛冈，止于肱骨三角肌粗隆）。掌握其作用，全部肌纤维收缩使肩关节外展；前部肌纤维收缩使肩关节前屈和旋内；后部肌纤维收缩使肩关节后伸和旋外。

2）冈上肌和冈下肌

在冈上、下窝内辨认冈上肌和冈下肌。

3）小圆肌和大圆肌

在肩胛骨后下方、冈下肌以下，自上而下辨认小圆肌、大圆肌。**小圆肌**细小，向外侧以肌腱经肩关节后方达肱骨大结节；**大圆肌**粗大，向前外止于肱骨小结节嵴。

4）肩胛下肌

观察位于肩胛骨前面肩胛下窝内的**肩胛下肌**，其肌腱经肩关节前方达肱骨小结节。

（2）臂肌

1）肱二头肌

在上肢浅层肌标本（图5-19）上，查看臂前部的**肱二头肌**。其位置表浅，肌腹呈梭形，有长、短两头便于辨认。向上追踪两头分别至肩胛骨的盂上结节和喙突；向下以肌腱止于桡骨粗隆。牵拉肱二头肌，观察肘关节的运动（屈肘）。

2）喙肱肌和肱肌

在上肢深层肌标本（图5-20）上，观察位于肱二头肌深面的**喙肱肌**和**肱肌**。喙肱肌位于臂上部，以起止命名。肱肌位于臂下部，起自肱骨，止于尺骨。牵拉此二肌观察其屈肩、屈肘运动。

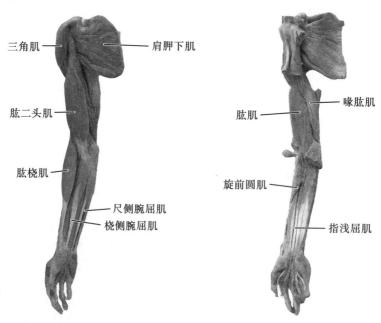

三角肌　肩胛下肌

肱二头肌

肱桡肌

尺侧腕屈肌
桡侧腕屈肌

肱肌　喙肱肌

旋前圆肌

指浅屈肌

图5-19　上肢浅层肌（前面）　　图5-20　上肢深层肌（前面）

3）肱三头肌

在上肢浅层肌标本（图5-21）臂后部，观察**肱三头肌**。辨认其起点（长头以肌腱起于肩胛骨盂下结节，内、外侧头起于肱骨后面），止点（尺骨鹰嘴）。牵拉肱三头肌，观察其运动(伸肘关节和肩关节)。

(3)前臂肌

前臂肌多数为具有细长肌腱的长肌，常以作用命名。观察前臂肌的分群(前群、后群)及各群肌。

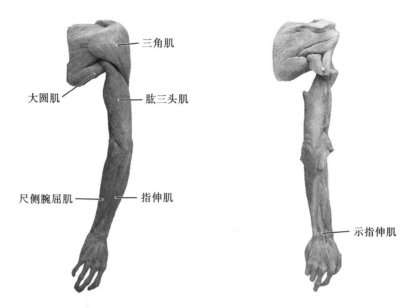

图 5 - 21　上肢浅层肌(后面)　　　　图 5 - 22　上肢深层肌(后面)

1)前群

前群的主要作用是屈腕、屈指及使前臂旋前，理解前群肌瘫痪后的表现。

①在上肢浅层肌标本上，前臂前群的浅层有 5 块肌，自桡侧向尺侧依次为**肱桡肌**、**旋前圆肌**、**桡侧腕屈肌**、**掌长肌**和**尺侧腕屈肌**。观察除肱桡肌起于肱骨外上髁外，其余四肌在肱骨内上髁处的起点，可根据走行和牵拉肌腱加以辨认；其中旋前圆肌由内上斜向外下，掌长肌连于掌腱膜。

②在上肢浅层肌标本上，将浅层的 5 块肌翻起，观察其深部的**指浅屈肌**、**指深屈肌**和**拇长屈肌**，可根据方位及肌腱止点的部位辨认，指浅屈肌止于中节指骨，指深屈肌止于远节指骨。也可通过牵拉肌腱观察手指运动的方法加以区别。

③在上肢深层肌标本上，观察紧贴尺、桡骨远端的**旋前方肌**。

2)后群

后群的主要作用是伸腕、伸指及使前臂旋后。

①在上肢浅层肌标本上，观察后群浅层的 5 块肌，自桡侧向尺侧依次为**桡侧腕长伸肌**、**桡侧腕短伸肌**、**指伸肌**、**小指伸肌**和**尺侧腕伸肌**。以起于肱骨外上髁及方位来辨认，注意不要将肱桡肌与桡侧腕长伸肌混淆，指伸肌和小指伸肌的肌腹常相贴，分辨不清时可通过牵拉的方法观察其止点来辨认。

②将浅层肌向两侧分开，观察后群深层的**旋后肌**、**拇长展肌**、**拇短伸肌**、**拇长伸肌**和**示指伸肌**(图 5 -22)，可根据起止、肌腱所到达的部位、排列及作用来辨别，其中

旋后肌的位置最高，其余4块肌在前臂桡侧自上
而下排列。

（4）手肌

手肌按部位分三群（图5-23）。

外侧群称鱼际，分浅、深两层（4块），浅层
包括外侧的拇短展肌和内侧的拇短屈肌，深层有
外侧的拇对掌肌和较大的拇收肌。

中间群包括浅层位于肌腱之间细小的蚓状肌（4
块）和深层位于掌骨间的骨间肌（7块）。

内侧群称小鱼际，也分浅、深两层（3块），
即浅层的小指展肌和小指短屈肌，深层的小指对
掌肌。

11. 下肢肌

（1）髋肌

在整尸肌和游离髋肌标本（图5-24、图5-25）上，观察髋肌的前、后两群。

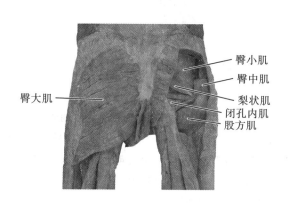

图5-23 手肌

蚓状肌

拇收肌

小鱼际肌

鱼际肌

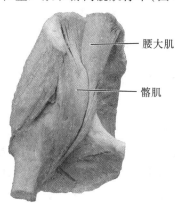

图5-24 髋肌（前）

腰大肌

髂肌

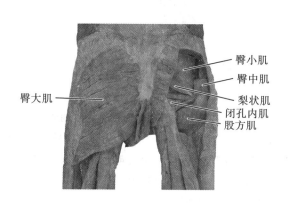

图5-25 髋肌（后）

臀小肌

臀中肌

梨状肌

闭孔内肌

股方肌

臀大肌

1）前群

①髂腰肌：**髂腰肌**由起自腰椎的腰大肌和起自髂窝的髂肌组成，经腹股沟韧带深
面达股部，止于股骨小转子。此肌使髋关节前屈、旋外。

②阔筋膜张肌：**阔筋膜张肌**位于股前外侧部，上部肌腹较小，肌腱向下参与形成
髂胫束，止于胫骨外侧髁。

2）后群

①臀大、中、小肌：在下肢游离肌标本上，观察三者的位置、形态，理解其作用。
臀大肌位置表浅，形成圆隆的臀部。**臀中肌**位于臀大肌深面，翻开臀中肌可见**臀小肌**。
观察、理解其在髋关节运动中的作用（臀大肌使髋关节后伸、旋外，臀中、小肌外展髋
关节）。在进行臀部外上1/4注射时，观察是将药物注入到了臀大肌还是臀中肌。

②梨状肌和股方肌等肌：观察位于臀大肌深面的**梨状肌**（从坐骨大孔穿出，止于股

骨大转子,将坐骨大孔分为梨状肌上、下孔)和股方肌,并查看闭孔内肌肌腱和位于其上、下的上、下孖肌等(图5-25)。

(2)大腿肌

观察大腿肌的分群(前群、内侧群和后群)及各群的肌。

1)前群

前群包括股四头肌和缝匠肌,查看其形态、起止。在下肢肌标本(图5-26、图5-27)上,**股四头肌**位于股前部,粗大,较表浅,有4个头(即股直肌、股内侧肌、股外侧肌及其深面的股中间肌),向下以肌腱包绕髌骨汇聚成髌韧带止于胫骨粗隆。股四头肌是膝关节强有力的伸肌。**缝匠肌**为全身最长的肌,起于髂前上棘,止于胫骨上端的内侧面,由外上斜向内下斜跨于大腿前面,作用为屈髋、屈膝。

2)内侧群

内侧群分浅、深两层。浅层肌自外侧向内侧依次为较短的**耻骨肌**、**长收肌**和细长的**股薄肌**。将长收肌翻起,其深面依次有**短收肌**和**大收肌**,其中大收肌的腱板连于股骨内侧,据此可辨认大收肌与短收肌(图5-27)。观察大收肌止于收肌结节的肌腱及其与股骨之间的收肌腱裂孔。内侧群可内收髋关节。

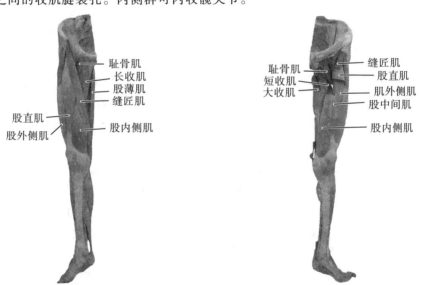

图5-26 股前内侧肌(浅层)　　　　图5-27 股前内侧肌(深层)

3)后群

后群包括股二头肌、半腱肌和半膜肌(图5-28)。观察**股二头肌**,位于股后部外侧,有长、短两个头,可伸髋、屈膝,并使小腿旋外。**半腱肌**和**半膜肌**位于股后部内侧,半腱肌下部为肌腱,细长;半膜肌上部为较宽的肌腱,据此可鉴别半腱肌和半膜肌,理解其作用(屈膝、伸髋)。

(3)小腿肌

观察小腿肌的分群(前群、外侧群和后群3群)。

1）前群

在下肢肌标本（图 5 - 29）上，小腿前内侧面由内侧向外侧是**胫骨前肌**和**趾长伸肌**，两者之间的深方为**跗长伸肌**，也可牵拉肌腱通过足趾的运动来辨认趾长伸肌与跗长伸肌。

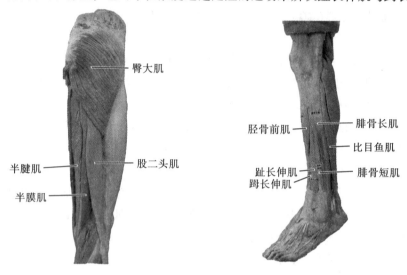

图 5 - 28　股后群肌　　　　　　　　图 5 - 29　小腿前外侧群肌

2）外侧群

在小腿前外侧群肌标本（图 5 - 29）上，辨认浅层的**腓骨长肌**和深面的**腓骨短肌**。腓骨短肌位置较深，被腓骨长肌所掩盖，腓骨长、短肌均经外踝后方下行至足底。牵拉腓骨长、短肌，观察踝关节运动（跖屈踝关节），同时重点观察足外翻情况。

3）后群

后群分浅、深两层，观察由表浅的**腓肠肌**和深方的**比目鱼肌**组成的小腿三头肌，向下形成粗大的跟腱止于跟骨结节。牵拉跟腱，观察其作用（屈踝、屈膝）。深层有 3 块肌，自外侧向内侧为跗长屈肌、趾长屈肌，两者之间为胫骨后肌（图 5 - 30、图 5 - 31）。

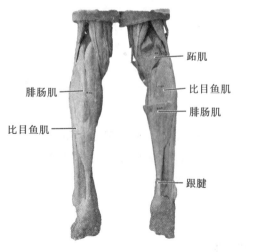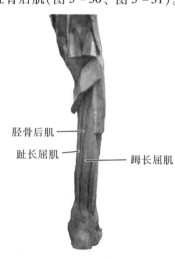

图 5 - 30　小腿后群肌（浅层）　　　　图 5 - 31　小腿后群肌（深层）

（4）足肌

足肌主要位于足底，像手肌一样也分三群（图5－32），但其中间群有较大的趾短屈肌和足底方肌。

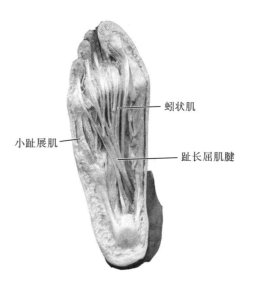

图 5－32 足底肌

蚓状肌

小趾展肌

趾长屈肌腱

【注意事项】

①本次实习需要以骨学和关节学的相关知识为基础，请同学们做好复习，学习时将骨、关节和肌肉相互联系。

②学习肌学要求每个同学都要亲自动手对照尸体标本认真观察，并尽可能与自己的身体相联系（完成某个动作，观察或触摸参与的肌肉），做到理论与实际相结合。杜绝怕脏不动手、不看标本、只看书本的学习方法。

③要爱护标本，使用时勿将肌纤维撕扯损坏，也不要为了观察肌的起止点而将标本撕脱。观察肌起止点时，应结合自己学过的骨学知识进行，可将相关骨骼放在一边对照观察。

④骨骼肌配布的基本规律是以肌群的形式进行的，一个肌群的位置和功能基本一致和相关。因此，在实习观察时，首先是对照教材和图谱仔细辨认各肌群的位置，然后再逐块观察肌肉，以加强理解和记忆。

【知识拓展与临床联系】

①腱鞘囊肿是发生在关节附近的一种囊性肿块，病因不完全清楚，一般认为慢性损伤使滑膜腔内滑液增多，或结缔组织黏液退行性变是其重要病因。本病以女性和青少年多见，腕背、桡侧腕屈肌腱及手背为多发部位。表现为缓慢长大的肿物，患者起初无不适感，随着肿物不断长大有酸胀感。

②网球肘是肱骨外上髁炎的俗称。由于前臂伸肌总肌腱起自肱骨外上髁，网球、羽毛球等运动中的反手击球，需要前臂伸肌突然快速的拉伸和收缩，在长期作用下，容易造成肱骨外上髁慢性炎性损伤。因早年发现网球运动员易患此病，故称为"网球肘"。

③小腿三头肌的肌腱为跟腱，止于跟骨结节，肌肉收缩的作用为跖屈踝关节，维持踝关节的平衡，助跑、跳和行走。跟腱断裂为运动中的常见损伤，分部分断裂和完全断裂。常见的病因有直接或间接外力作用，直接暴力为重物打击跟腱或锐器切割，间接暴力为小腿肌肉的猛烈收缩，如不恰当的起跳、起跑或落地姿势。受伤时可听到肌腱断裂的响声，立即出现跟部疼痛、肿胀、行走无力、不能提跟等。部分断裂者可保守治疗，完全断裂者应尽早手术缝合断裂的肌腱。

④抽搐是指全身或局部成群骨骼肌非自主抽动或强烈收缩，常可引起关节运动和

强直。抽搐并不是一种疾病，而是疾病的临床征象，或是某些疾病(癫痫、破伤风、高热惊厥、低钙血症等)的主要表现。临床工作中应综合分析，以明确其发生原因。

【思考与练习】

1. 简述胸锁乳突肌的起止点和作用。
2. 试述膈的形态、结构和功能。
3. 简述大腿肌和小腿肌的分群和名称。
4. 腹前外侧壁肌有哪些？各肌肌纤维方向如何？
5. 腹直肌鞘在弓状线上、下的构成有何不同？

（胡　明）

实验六　消化系统

【实验目的】

1. 掌握

①消化系统的组成和功能；上、下消化道的概念。

②腭的形态、结构；舌的形态和黏膜；大唾液腺（腮腺、下颌下腺、舌下腺）的位置、形态和腺管的开口位置。

③咽的位置、形态和分部；鼻咽部的重要结构及腭扁桃体的位置。

④食管的位置和分部，生理性狭窄的位置及其临床意义。

⑤胃的形态、分部和位置。

⑥小肠的分部；十二指肠的位置、形态、分部及结构特点；空肠、回肠的位置、结构及两者的区别。

⑦大肠的分部、形态及其特征性结构；盲肠和阑尾的位置、形态结构，阑尾根部的体表投影（麦氏点，Mcburney point）；直肠的形态、位置和构造；肛管内面的主要结构。

⑧肝的形态和位置；胆囊的形态、位置、功能及胆囊底的体表投影；胆汁产生及其排出路径。

⑨胰的形态、位置。

2. 了解

①口腔的分部及其界限；唇、颊的形态、结构；牙的种类和排列及牙的形态；牙周组织的构造和作用；舌肌的一般配布和功能。

②咽淋巴环的位置和功能。

③胃壁的结构。

④结肠的分部及各部的位置；迈克尔（Meckel）憩室的位置、形成及其临床意义。

⑤肛门内、外括约肌的位置；肛门外括约肌的分部。

【实验材料】

①"消化系统"教学录像、挂图。

②3D 解剖学教学软件："中国数字人"（电脑版）、3D body（手机版）。

③标本：消化系统整体标本（头颈矢状切打开的胸、腹、盆腔标本）。头颈部正中、矢状切面标本。游离、原位的乳牙、恒牙标本。舌标本，唾液腺标本。咽腔（后壁切开）、咽肌标本。消化管各段离体、切开标本：游离胃、胃冠状切标本；游离胰

十二指肠(示胆总管及十二指肠大乳头)标本；游离空、回肠标本，剖开的空、回肠标本；一段结肠和盲肠连阑尾，盲肠切开标本；直肠连骶、尾骨、直肠肛管切开标本。游离肝(示肝门结构、第二肝门)、肝内管道铸型标本，肝连肝外胆道、十二指肠和胰标本。

【实验内容与方法】

1. 观看"消化系统"教学录像

2. 消化系统总论

结合3D解剖学教学软件"中国数字人"，观察标本。在整体标本(图6-1)上观察消化系统的组成(消化管和消化腺)及位置。

3. 口腔

取头颈部正中矢状切面标本(图6-2)，并对照自身或同学进行以下观察。

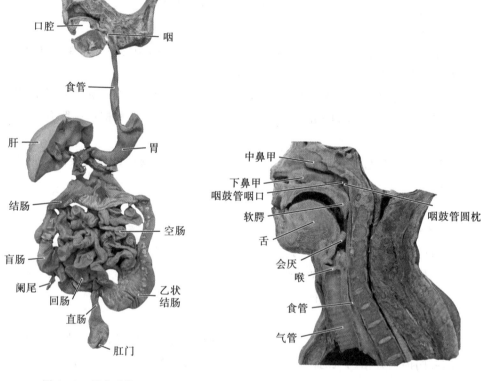

图6-1　消化系统　　　　　　　图6-2　头颈部正中矢状切面

(1)口腔的围成及分部

口腔以牙弓为界分为**口腔前庭**和**固有口腔**。

(2)口唇、颊及颊黏膜

注意颊黏膜上腮腺管的开口部位(正对上颌第二磨牙)。

（3）腭

腭位于口腔与鼻腔之间，前部为**硬腭**，由上颌骨腭突和腭骨水平板构成的骨腭表面覆以黏膜构成，后部是由肌和黏膜构成的**软腭**。同学相互间张口做"啊"的动作，观察口腔后部较狭窄的通道，即**咽峡**，注意辨认腭帆、腭垂、腭舌弓、腭咽弓和腭扁桃体。软腭后部游离部分为**腭帆**，腭帆后缘中央向后下方的突起是**腭垂**。自腭帆向两侧延伸形成两条弓形皱襞，即前方的**腭舌弓**和后方的**腭咽弓**，二者之间的隐窝是**扁桃体窝**，内有腭扁桃体。

（4）牙的位置、排列及分类

观察牙的形态及牙周组织。理解牙的形态与功能的关系［在陈列室装缸标本上，观察乳牙、恒牙的差别，可见恒牙与乳牙的替换（图6-3、图6-4）］。

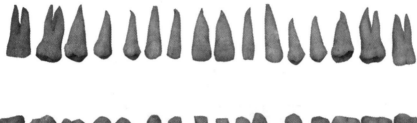

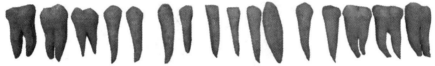

中切牙　侧切牙　尖牙　第1前磨牙　第2前磨牙　第1磨牙　第2磨牙　第3磨牙

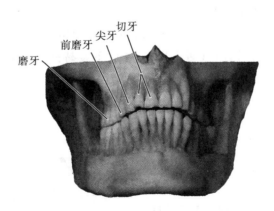

磨牙　前磨牙　尖牙　切牙

图6-3　恒牙（游离、原位）

（5）舌的形态、分部及舌背面的黏膜

在标本及活体上观察舌的形态、分部及舌背面的黏膜，注意根据位置和形态区分**丝状乳头**、**菌状乳头**、**叶状乳头**、**轮廓乳头**和舌扁桃体。翘起舌尖，观察位于舌下正中的**舌系带**及两侧的黏膜隆起（即**舌下阜**、**舌下襞**）。在舌肌标本上（图6-5），观察舌内肌和舌外肌，理解颏舌肌的作用（伸舌）。

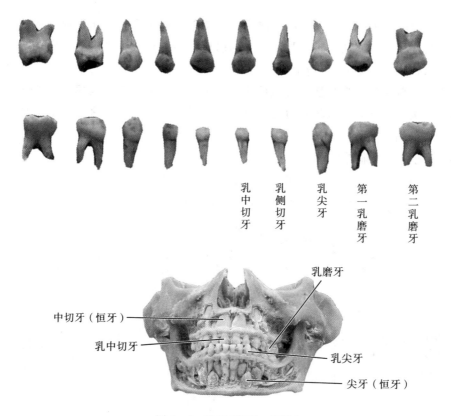

乳中切牙　乳侧切牙　乳尖牙　第一乳磨牙　第二乳磨牙

乳磨牙
中切牙（恒牙）
乳中切牙
乳尖牙
尖牙（恒牙）

图 6 - 4　乳牙（游离、原位）

（6）腮腺、下颌下腺和舌下腺

在头颈部唾液腺标本上（图 6 - 6），于面侧区的外耳道前下方寻找腮腺，观察其形态和导管，探查导管的开口部位（上颌第二磨牙正对的颊黏膜）；于下颌体内侧寻找下颌下腺，观察其形态和导管开口（舌下阜）；于舌下襞黏膜内寻找舌下腺，观察其形态和导管，探查导管的开口部位（舌下阜和舌下襞）。

4. 咽

在头颈正中矢状切标本（图 6 - 2）、咽后壁切开标本（图 6 - 7）上进行以下观察。

咽的位置：上起颅底，下至第 6 颈椎下缘。

咽的形态：上宽下窄、前后略扁的肌性管道。辨认软腭游离缘和会厌上缘，咽以此分为鼻咽、口咽和喉咽。

在鼻咽侧壁上查看弓形隆起的**咽鼓管圆枕**，于其前下方和后上方分别用镊子探查**咽鼓管咽口**及**咽隐窝**。

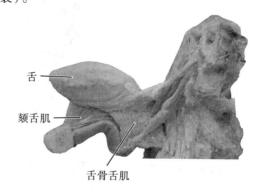

舌
颏舌肌
舌骨舌肌

图 6 - 5　舌肌

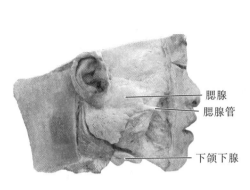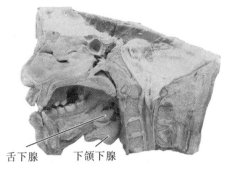

图 6-6 唾液腺

在口咽和喉咽处寻找咽淋巴环(鼻咽侧壁的咽鼓管扁桃体,后壁的咽扁桃体,口咽的腭扁桃体、舌扁桃体,围绕在口咽和鼻咽周围呈环形分布)和喉口两侧的梨状隐窝,理解咽淋巴环的作用。

探查咽的 6 个**交通**,经鼻后孔通鼻腔,咽峡通口腔,喉口通喉腔,两侧经咽鼓管咽口通中耳鼓室,向下与食管延续。

5. 食管

在消化系整体标本(图 6-1)和食管标本(图 6-8)上,观察食管的位置、走行、分部、毗邻及狭窄部位。

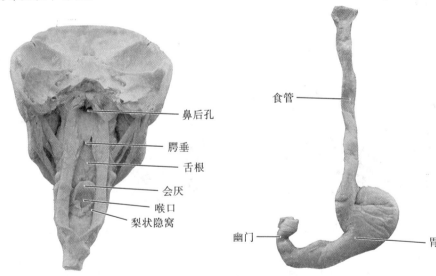

图 6-7 咽(后壁切开)　　　　　图 6-8 食管和胃

食管根据所在部位可分为三部分:**颈部、胸部、腹部**。颈部行于气管后方,从起始部到颈静脉切迹平面。胸部位于胸腔内,先行于气管和脊柱之间,而后从主动脉弓、左主支气管后方通过,再在左心房后方向左下方斜跨胸主动脉。在第 10 胸椎水平穿膈肌移行至腹部,连于胃贲门。食管全长有 3 处生理性**狭窄**:第 1 狭窄位于食管起始部,距离上颌中切牙约 15 cm 处;第 2 狭窄为食管在左主支气管的后方与其交叉处,距离上颌中切牙约 25 cm 处；第 3 狭窄为食管穿过膈的食管裂孔处，距离上颌中切牙约 40 cm 处。狭窄处是食管异物易滞留和肿瘤好发的部位。

在切开的游离食管胃标本上，观察食管壁构造和内面黏膜的纵行皱襞。

6. 胃

在整体标本(图 6-1)上观察**胃的位置及毗邻**：中等度充盈的胃大部分位于左季肋区，小部分位于腹上区。贲门位于第 11 胸椎体左侧，幽门位于第 1 腰椎体右侧。胃前壁右侧与肝相邻，左侧部与膈相邻，中间部与腹前壁相邻。胃后壁与胰、横结肠、左肾上部和左肾上腺相邻，胃底与膈、脾相邻。

在游离胃标本上(图 6-8)，摆好位置后首先确定胃的类型，然后观察胃的形态和分部。

观察胃的形态：管状或囊状，有前、后壁，大、小弯，入、出口。**胃小弯**为胃的右侧缘或上缘，**胃大弯**为左侧缘或下缘。胃的入口为**贲门**，出口为**幽门**。幽门处有较厚的环形括约肌(**幽门括约肌**)，捏之较硬。

观察胃的分部：近贲门处为胃的**贲门部**。自贲门水平向上突出的部分为**胃底**。中间大部分为**胃体**。近幽门的部分为**幽门部**，幽门部分为左侧的**幽门窦**、右侧的**幽门管**。**角切迹**为小弯侧的最低点急弯处，可认为其是胃体部与幽门部的分界标志。

在剖开的胃标本(图 6-9)上，观察胃黏膜及其形成的皱襞，注意小弯侧黏膜皱襞的走行规律，观察**幽门瓣**。观察胃的肌层(图 6-10)，注意各层肌纤维的走行(外纵、中环、内斜)，观察环形肌在幽门处增厚形成**幽门括约肌**，理解其作用(控制排空，防止反流)。

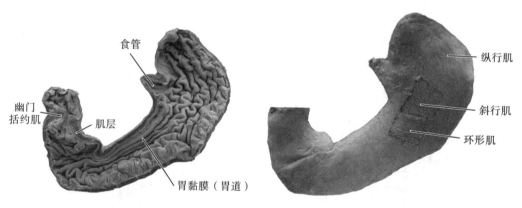

图 6-9　胃壁的构造　　　　　　　图 6-10　胃的肌层

7. 小肠

在整体标本(图 6-1)上，观察小肠的位置、**分部**(十二指肠、空肠和回肠)。

(1)十二指肠

在胰十二指肠标本上(图 6-11)，观察十二指肠的分部及其与胰的位置关系。十二指肠呈"C"形，从右侧环绕胰头，以胰头为标志分为上部、降部、水平部和升部。

1)上部

上部接幽门，位于肝的下方。从前上走向右后下，长约 4 cm。上部近幽门处的内表面黏膜光滑，称十二指肠球部，为溃疡的好发部位。

2）降部

降部沿脊柱右侧肾门前下降，在第 3 腰椎水平向左移行为水平部。

3）水平部

水平部从右至左横过下腔静脉及第 3 腰椎。

4）升部

在主动脉前方斜向左上方行走至第 2 腰椎水平移行为空肠，二者的转折处为十二指肠空肠曲。

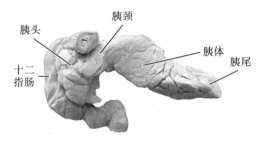

图 6 – 11 胰十二指肠标本

在切开的降部后内侧壁上寻找**十二指肠大、小乳头**及黏膜皱襞。观察十二指肠大乳头为后内侧壁中、下 1/3 处的黏膜隆起，探查其连通。

（2）空肠和回肠

在整体标本上鉴别空肠和回肠。空肠位于左上腹，回肠居右下腹，二者无明显分界线。提起肠系膜探查系膜根部，并用透光的方法观察肠系膜内血管弓的多少，1～2级弓的肠管是空肠，3～4级弓的肠管是回肠。在游离肠管标本上，可用手触摸肠壁的厚度，较厚者为空肠，较薄者是回肠。在纵行剖开的肠管上（图 6 – 12），黏膜皱襞高而密，对光观察时有许多散在的芝麻大小不透光的结节（即孤立淋巴滤泡）者为空肠，黏膜皱襞低而疏且有成片的椭圆形不透光区（即集合淋巴滤泡）者是回肠。

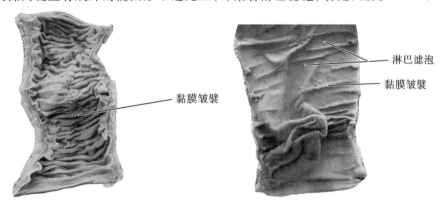

淋巴滤泡

黏膜皱襞

黏膜皱襞

图 6 – 12 空回肠壁

8. 大肠

在整体标本上观察大肠的位置及**分部**（盲肠、阑尾、结肠、直肠和肛管）。辨认**结肠带、结肠袋和肠脂垂**，并与小肠进行比较，理解结肠带和结肠袋形成的原因及作用。结肠与空、回肠的鉴别不能以管径大小来区分，应以结肠的三大特征作为鉴别标志。注意观察**结肠的分部**（升结肠、横结肠、降结肠和乙状结肠）、结肠左曲和结肠右曲的位置及毗邻关系。

在整体标本及回盲肠阑尾标本（图 6 – 13）上，观察**阑尾的位置**、类型，观察结肠带与阑尾根部的关系。用镊子提起阑尾末端，分别放到回肠及盲肠的前、后方，模仿阑尾的其他位置类型。在自身寻找阑尾根部的体表投影（McBuney 点：右髂前上棘与脐连线的中、外 1/3 交点处；Lanz 点：左、右髂前上棘连线的中、右 1/3 交点处）。

在切开的回盲部标本（图 6 - 14）上，观察回盲瓣及阑尾口。

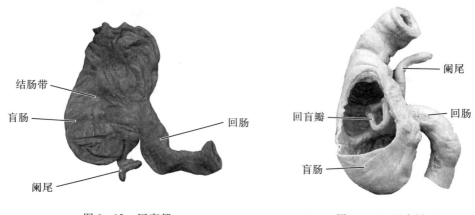

结肠带
盲肠
回肠
阑尾

图 6 - 13　回盲部

阑尾
回盲瓣
回肠
盲肠

图 6 - 14　回盲瓣

在腹盆部正中矢状切标本（图 8 - 9、图 8 - 10）上，观察骶骨前方的直肠弯曲（**骶曲**凹向前，**会阴曲**凹向后）及直肠腔内的横襞，较为恒定的中横襞，距离肛门约 7 cm；注意观察男、女性直肠前面毗邻结构的差异。

在切开的直肠肛管标本（图 6 - 15）上，观察肛管内由纵行黏膜形成的**肛柱**，用镊子在相邻两个肛柱下端之间夹起**肛瓣**，其与肠壁间的小腔隙为**肛窦**；肛柱下端与肛瓣游离缘的环行连线即**齿状线**，比较其上、下结构的差异。齿状线下方 1 cm 的环行区为**肛梳**，是外痔发生的部位。

在肛门括约肌标本（图 6 - 16）上，辨认肛门内括约肌（平滑肌）、肛门外括约肌（骨骼肌）及分部。

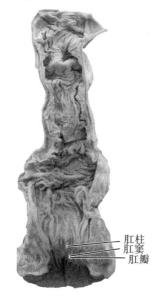

肛柱
肛窦
肛瓣

图 6 - 15　直肠肛管（切开）

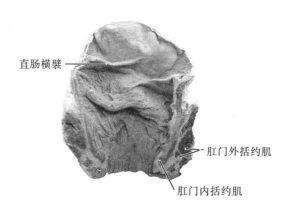

直肠横襞

肛门外括约肌

肛门内括约肌

图 6 - 16　肛门括约肌

9. 肝

在整体标本上观察肝的位置和毗邻。

在游离肝标本上，观察肝的二面、四缘，重点观察脏面的"H"形沟及沟内的结构。肝脏是一个不规则的楔形实质器官。其上面邻膈称**膈面**（图6-17），膨隆，可见矢状位的**镰状韧带**及包绕其的**肝圆韧带**，冠状位的**冠状韧带**前后层及肝裸区。下面与腹腔部分脏器相邻称**脏面**（图6-18）。在脏面的中部有排列成"H"形的沟和窝，包含2条纵沟和1条横沟。左纵沟的前半内有**肝圆韧带裂**（内有肝圆韧带，为脐静脉闭锁而成）、左纵沟的后半内有**静脉韧带裂**（内有静脉韧带，是静脉导管闭锁而成）。右纵沟的前半为**胆囊窝**（容纳胆囊）、后半为**腔静脉沟**（内有下腔静脉）。纵沟之间的横沟称为**肝门**（也称第一肝门），此处从前向后依次有肝左管和肝右管、肝固有动脉的分支、肝门静脉的分支进出肝。借"H"形沟裂可以把肝脏分成4叶：右纵沟右侧的区域为**肝右叶**；左纵沟左侧的区域为**肝左叶**；左、右纵沟之间，横沟以前的区域称**方叶**，横沟以后的区域叫**尾状叶**。在腔静脉沟上端寻找肝左、中、右静脉出肝注入下腔静脉处，此即第二肝门。请注意第三肝门在何处，通过什么结构。

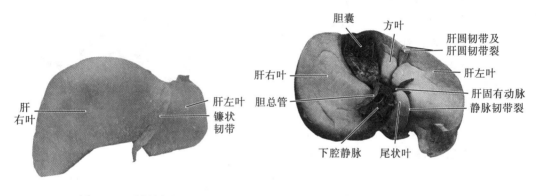

图6-17 肝（膈面）　　　　　图6-18 肝（脏面）

在肝内管道铸型标本（图6-19）上，观察经第一、二肝门进出的管道，以及延伸至肝内的管道，了解肝的分叶和分段。肝实质可依据Glisson系统和肝静脉系统，分为左、右半肝，5叶（尾状叶、左外叶、左内叶、右前叶和右后叶）和8段（尾状段即段Ⅰ、左外叶上段即段Ⅱ、左外叶下段即段Ⅲ、左内段即段Ⅳ、右前叶下段即段Ⅴ、右前叶上段即段Ⅷ、右后叶下段即段Ⅵ和右后叶上段即段Ⅶ）。理解肝分叶和分段的临床意义。

在肝胰十二指肠及肝外胆道标本（图6-20）上，辨认出入肝门的左、右**肝管**，**肝总管**，梨形的**胆囊**，**胆囊管**以及胆囊管与肝总管汇合成的**胆总管**，也可循胆总管向肝门方面追踪，可见左、右肝管出肝门后立即合成肝总管，向下方追踪，胆总管经十二指肠上部下行，进入十二指肠降部与胰头之间，在十二指肠降部中点斜穿肠壁，在此与胰管合成**肝胰壶腹**，开口于十二指肠大乳头。注意观察胆总管的走行及开口部位。触摸胆囊及胆管，探查是否有结石。

10. 胰

在整体标本上观察位于第1、2腰椎体前方的胰及其形态、毗邻，重点观察位于其

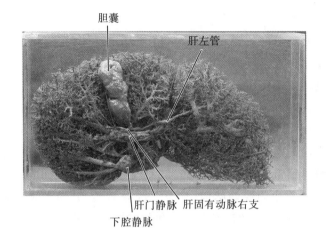

图 6 – 19　肝内管道铸型标本

前方的网膜囊。在游离标本上(图 6 – 11)
观察胰的分部(胰头、胰颈、胰体和胰尾,
各部之间无明显界限),在移除部分胰组织
的标本(图 6 – 20)上,查看沿胰长轴走行
的胰管和副胰管,注意导管从左行向右,
沿途收纳许多细小管道。观察胰管的开口
部位(十二指肠大乳头),理解胰的内分泌
及外分泌功能。

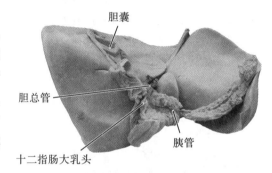

图 6 – 20　肝外胆道

　　在"中国数字人"的"消化系统"中选择
各个不同器官,将其放大并以不同角度旋
转,观察其形态、结构,与其他结构组合观察其位置和毗邻;与实物标本相互参照进
行观察。

【注意事项】

　　①消化系统内容较多,应在实验课之前复习大课内容,做好预习。

　　②实习过程中需将标本、教材、图谱、3D 教学软件有机结合,互为补充,并尽可
能与自身相联系(如肝、胃、阑尾根部的位置等),做到理论与实际相结合。肝、胆、
胰标本易损坏,实习时要注意爱护。

　　③自学内容:对于口腔、牙、舌和口咽等部分的内容,除观察标本外,同学之间
应相互观察或对着镜子自行观察。

【知识拓展与临床联系】

1. 消化性溃疡

　　消化性溃疡是指胃肠道黏膜被自身消化所形成的溃疡。病变可发生于上消化道的
食管、胃、十二指肠等部位,以胃及十二指肠球部溃疡为常见,而十二指肠溃疡较胃

溃疡更多。其主要症状为上腹部疼痛。内镜检查是确诊消化性溃疡的首选检查方法。

胃镜可观察食管、胃壁黏膜，幽门，也可进入十二指肠进行检查。同时可以进行活检、幽门螺杆菌的检查。胃镜检查是上消化道疾病常用的检查方法。

2. 阑尾炎

阑尾炎是由多种因素引起的阑尾炎性改变，多见于青年，以 20 ~ 30 岁发病率最高。根据病程可分为急性和慢性两种。急性阑尾炎初期的典型症状为转移性腹痛，最初为上腹或脐周疼痛，6 ~ 8 小时后腹痛转移并固定于右下腹，麦氏点固定性压痛及反跳痛是其最常见和最重要的体征。慢性阑尾炎常表现为右下腹间断性疼痛。

3. 迈克尔憩室

迈克尔憩室是由胚胎时期卵黄囊闭锁退化不全引起的常见消化道畸形，发病率为 2% 左右，临床上常无症状，可在不同年龄发病，多以消化道出血、穿孔、腹膜炎等急腹症就诊。迈克尔憩室一般位于距离回盲部 10 ~ 100 cm 的末端回肠，有多种形态，可呈圆锥状或管状，一般 3 ~ 6 cm，出现在肠管的对系膜缘，其内常含有异位组织，以胃黏膜多见。

4. 肝硬化

肝硬化是不同病因长期作用于肝脏引起的慢性进行性肝病。我国大多数的肝硬化为肝炎后肝硬化，少部分为酒精性肝硬化和血吸虫性肝硬化。肝硬化是肝细胞坏死后，肝纤维组织弥漫性增生，形成结节和假小叶，导致肝小叶正常结构和血液供应破坏。病变逐渐进展，晚期出现肝功能衰竭、门静脉高压和多种并发症，死亡率高。

5. 胆囊变异

胆囊可出现数量、形态、位置等多种变异。数量变异有先天性胆囊缺如、多胆囊等，以双胆囊多见。形态变异最常见的为帽状胆囊，在胆囊底和体之间或胆囊体和颈之间有向内的皱褶。位置变异有左位胆囊、游离胆囊、肝内胆囊等。

6. 胆石症

胆石症是指胆道系统发生结石的疾病。在胆道结石中，胆囊结石多见，胆管结石少见。胆结石引起的胆道梗阻和胆道感染是胆石症临床表现的基本病因。胆石症典型的症状是胆绞痛。B 超是胆石症的首选检查项目。

【思考与练习】

1. 口张开时可看到哪些结构？

2. 为什么胰头部位的肿瘤会引起黄疸？

3. 做胃镜检查时，需经过哪些器官？在通过哪些部位时要特别注意观察？

4. 结肠和小肠的主要区别有哪些？

（冯改丰　韩　华）

实验七　呼吸系统

【实验目的】

1. 掌握
①呼吸系统的组成及功能。
②鼻腔的形态结构；鼻旁窦的位置和开口部位。
③喉的位置、构造；喉腔的形态和分部。
④气管的位置和构造特点；左、右主支气管形态的差别。
⑤肺的形态、位置和分叶。
⑥胸膜和胸膜腔的概念；胸膜的分部及胸膜隐窝的位置。

2. 了解
①外鼻的形态、结构。
②喉软骨的形态、结构、连结；喉肌的位置和作用。
③肺内支气管和肺段。
④胸膜和肺的体表投影。
⑤纵隔的概念、区分。

【实验材料】

①"呼吸系统"教学录像、挂图。
②3D 解剖学教学软件："中国数字人"（电脑版）、3D body（手机版）。
③模型：喉额状及矢状切。
④标本：呼吸系统原位标本；头颈正中矢状切标本；完整喉标本；游离喉软骨标本；打开后壁的喉腔标本；正中矢状切喉腔标本；游离气管支气管、支气管树、气管后壁切开（示气管隆嵴）标本；游离肺标本；肺段标本；肺段铸型标本；胸廓及胸膜（示肺和胸膜）标本；纵隔标本。

【实验内容与方法】

1. 观看"呼吸系统"教学录像

2. 呼吸系统总论
观察、学习呼吸系统组成：在呼吸系统原位标本（图 7-1）上，观察呼吸系统各器官的位置，理解上呼吸道、下呼吸道的概念。

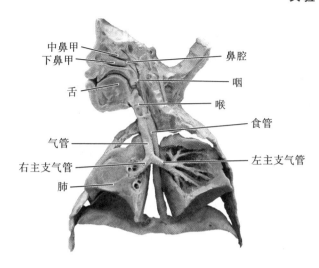

中鼻甲
下鼻甲
舌
气管
右主支气管
肺

鼻腔
咽
喉
食管
左主支气管

图 7 - 1 呼吸系统

3. 鼻

（1）外鼻

观察自己（照镜子）或其他同学的外鼻，辨认鼻根、鼻背、鼻尖和鼻翼等结构。

（2）鼻腔

在含鼻中隔的头颈正中矢状切标本（图 6 - 6）上，观察鼻中隔，其是由黏膜及其覆盖的筛骨垂直板、犁骨、鼻中隔软骨构成，鼻腔以此分成左、右两腔。在无鼻中隔的头颈正中矢状切标本（图 6 - 2）上，辨认隆起的**鼻阈**，其前方为含鼻毛的**鼻前庭**，后部是衬有黏膜的**固有鼻腔**。观察固有鼻腔，其外侧壁表面有向内下突出、前后方向平行排列的**上、中、下鼻甲**，其下方的腔隙为**上、中、下鼻道**。在上鼻甲后上方与蝶骨体间探查**蝶筛隐窝**，此处有蝶窦的开口。观察鼻黏膜，理解鼻黏膜在鼻腔中的分布（嗅区和呼吸区，嗅区位于上鼻甲及其相对的鼻中隔区）。

（3）鼻旁窦

结合颅骨，观察额窦、蝶窦、筛窦及上颌窦的位置，探查其在鼻腔的开口。明确蝶窦开口于蝶筛隐窝，后筛窦开口于上鼻道，其余鼻旁窦均开口于中鼻道。

4. 喉

在活体颈部前方观察喉的位置，做吞咽动作，观察其随吞咽而上下移动，触摸甲状软骨和环状软骨；在头颈正中矢状切标本（图 6 - 6）上观察喉的位置。

（1）喉软骨

在完整喉标本（图 7 - 2）上观察喉软骨的位置，在游离喉软骨标本（图 7 - 3）上学习其形态、结构。**甲状软骨**由两个对称的四边形软骨板构成，板的前缘于正中线上相连形成前角，前角上端有向前突出的喉结，可在体表摸到，成年男性特别突出；板后缘游离，向上、向下各形成一突起，分别叫上角和下角。**环状软骨**位于甲状软骨的下方，前部狭窄为环状软骨弓，后部宽大为环状软骨板；**会厌软骨**形如树叶，下部细长，上部宽阔，下端贴附在甲状软骨前角的内面。成对的**杓状软骨**呈三角锥状，尖向上，底向下与环状软骨板连结，底向外侧伸出肌突，向前伸出声带突。

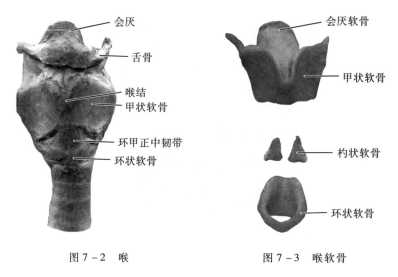

图7-2 喉　　　　　　　　图7-3 喉软骨

（2）喉的连结

在完整及后壁打开的喉标本上，观察环甲关节、环杓关节、甲状舌骨膜及环状软骨气管韧带等结构，理解其构成及作用。

环甲关节由甲状软骨下角和环状软骨构成，**环杓关节**由杓状软骨底与环状软骨板构成。**甲状舌骨膜**连于甲状软骨上缘与舌骨之间，环状软骨气管韧带连于环状软骨下缘与第1气管软骨环之间。

借助喉的模型及3D教学软件，重点学习弹性圆锥和方形膜。**弹性圆锥**是由弹性纤维组成的膜状结构，自甲状软骨前角的后面，向下、向后附着于环状软骨上缘和杓状软骨声带突。此膜的上缘游离，紧张于甲状软骨前角与杓状软骨声带突之间，**称声韧带**。弹性圆锥前份较厚，位于甲状软骨下缘与环状软骨弓上缘之间，称**环甲正中韧带**。**方形膜**由会厌软骨的侧缘和甲状软骨前角的后面向后附着于杓状软骨的前内侧缘。此膜接近四边形，上缘构成杓状会厌襞，下缘游离形成**前庭韧带**，参与前庭襞的构成。

（3）喉肌

在喉肌的标本（图7-4）和模型上观察各喉肌的位置和纤维走向，理解其作用。重点观察环甲肌和环杓后肌。**环甲肌**起于环状软骨，终于甲状软骨下角，收缩时牵拉甲状软骨向前下，可紧张声带；**环杓后肌**起于环状软骨板后面，止于杓状软骨的肌突，收缩时牵拉肌突向外，可开大声门裂，紧张声带。

（4）喉腔

在打开后壁的喉标本、喉矢状切标本（图7-5）和模型上，观察喉腔侧壁上的两对黏膜皱襞，上方的为**前庭襞**，下方的为**声襞**。两对皱襞之间的裂隙分别为**前庭裂**与**声门裂**，声门裂是喉腔最狭窄的部位。观察喉腔借前庭裂、声门裂分为**三部分**，即**喉前庭、喉中间腔和声门下腔**，喉中间腔的两侧突入前庭襞与声襞之间的部分称为**喉室**。

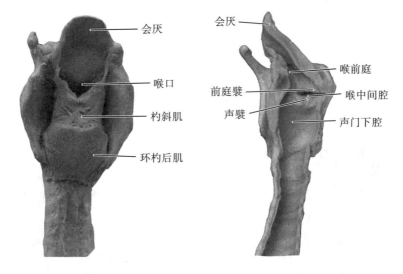

图 7 - 4　喉肌　　　　　　　　　图 7 - 5　喉(矢状切)

（5）喉的通连

在整喉（图 7 - 2）及经喉后壁正中切开的标本上，观察喉腔上、下的通连。喉向上通过喉口通喉咽部，**喉口**由会厌、杓会厌襞和杓状软骨围成。喉向下通气管。通过喉口观察喉腔，可见位于前庭襞间的前庭裂和位于声襞间的声门裂，注意分辨声门裂的膜间部和软骨间部。理解喉的发声原理。

5. 气管及支气管

在呼吸系统原位标本（图 7 - 1）及气管支气管树标本（图 7 - 6）上，观察气管及支气管的形态、结构及其特点。气管由 14 ~ 17 个"C"形气管软骨、平滑肌及结缔组织围成。起自环状软骨下缘（第 6 颈椎下缘处），下行至第 4、5 胸椎交界处（胸骨角水平）分为左、右主支气管分别进入两肺；观察左、右支气管的长度、管径及与气管正中线的夹角。右主支气管粗、短、直。左主支气管细、长、斜。在切开的气管支气管标本上，

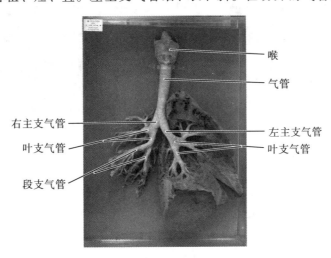

图 7 - 6　支气管树

观察**气管隆嵴**，理解其在气管镜检查中的意义。

6. 肺

在呼吸系统原位标本上观察肺的位置。触摸肺，柔软而有弹性。在游离肺标本（图7-7、图7-8）上，首先摆正肺的位置来分辨左、右肺，一般左肺狭长，由斜裂分为上、下两叶；右肺宽短，由斜裂和水平裂分为上、中、下三叶。

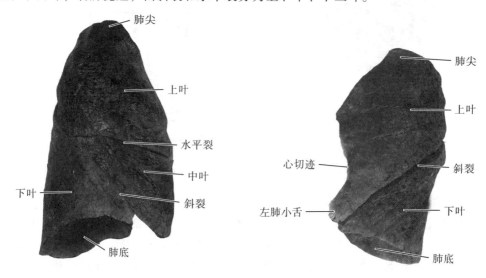

图7-7 肺（胸肋面）

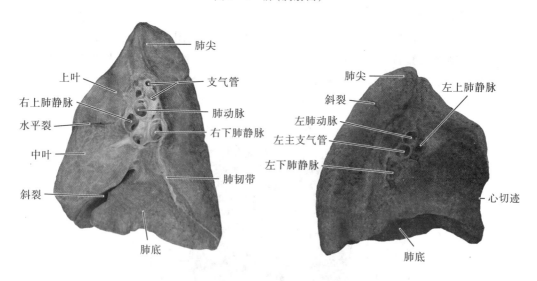

图7-8 肺（纵隔面）

观察肺的形态，分辨1尖、1底、2面、3缘。**肺尖**位于肺的上部，高出锁骨内侧1/3上方达2.5 cm左右。**肺底**，又称膈面，位于膈肌上面，凹向上。**肋面**对向肋及胸骨。**内侧面**，亦称纵隔面，肺门位于此面上。**前缘**锐利，左肺的前缘有心切迹。**下缘**为围绕肺底的边缘。**后缘**圆钝。两肺均可见自后上斜向前下的**斜裂**，右肺还有一自斜裂水平向前达肺前缘的**水平裂**。左肺借斜裂分上、下两叶。右肺被斜裂和水平裂分为上、中、下三叶。**肺根**为进出肺的结构(主支气管、肺动脉、肺静脉、支气管动脉、支气管静脉、神经和淋巴管等)被结缔组织包裹后的合称,而这些结构出入肺的部位称**肺门**。在肺根断面上分辨管道的性质。支气管管壁厚,肺动、静脉管壁基本一致,但最前面和最低处均为肺静脉。注意重点辨认肺根结构的排列关系及左、右肺根结构排列的异同点(从前向后:两肺根结构为肺静脉、肺动脉、主支气管。从上往下:左肺根为肺动脉、支气管、肺下静脉;右肺根为上叶支气管、肺动脉、下叶支气管、肺下静脉)。在肺门处试着寻找较细小的支气管动、静脉,此为肺的营养性血管。

在肺铸型标本(图7-9)上,观察支气管树的形态,辨认主支气管、叶支气管和段支气管,理解支气管与肺的关系。

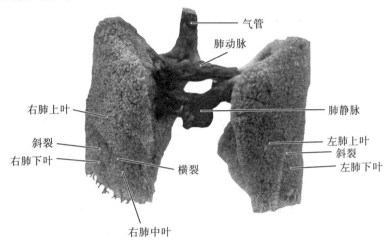

图7-9　肺铸型标本

在肺段标本(图7-10)和模型上,观察锥形的肺段及排列,理解肺段的概念及临床意义。

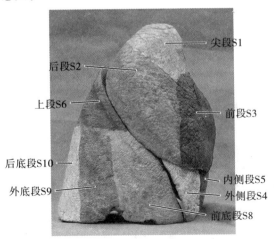
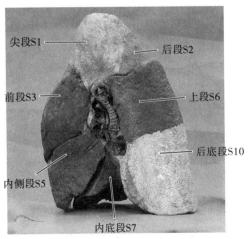

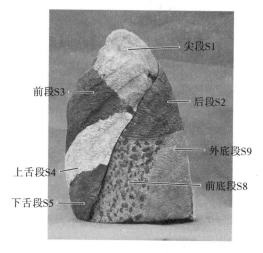
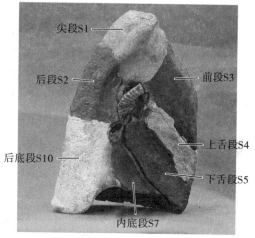

图 7 - 10 肺段

7. 胸膜

在胸廓及胸膜标本(图 7 - 11)上,观察脏胸膜与壁胸膜,理解胸膜腔及胸膜隐窝的概念。紧贴在肺表面的胸膜为**脏胸膜**,不易分离,其余部分为**壁胸膜**,脏胸膜与纵隔胸膜于肺根处直接连续,形成肺根下方呈冠状位的肺韧带。根据部位,观察壁胸膜的四个部分:衬在胸廓内面的部分是**肋胸膜**;覆在膈上面的是**膈胸膜**;贴在纵隔上的是**纵隔胸膜**;位于肺尖部分的是**胸膜顶**,伸入颈根部,常超过锁骨内侧 1/3 上方 2 ~ 4 cm。

探查壁胸膜和脏胸膜之间的**胸膜腔**,其内只有极少量液体。

探查肋胸膜于纵隔胸膜、膈胸膜移行处形成的肋纵隔隐窝和肋膈隐窝,重点观察**肋膈隐窝**的位置及形态,此处为胸膜腔的最低位置,液体易积聚于此,观察和思考胸膜腔穿刺进针的最佳位置。探查肺和胸膜的前缘及下缘的体表投影,下缘分别在锁骨中线、腋中线、肩胛线上与第几肋相交?

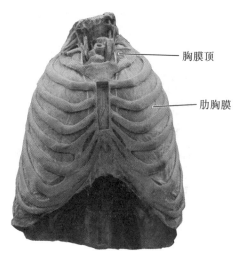
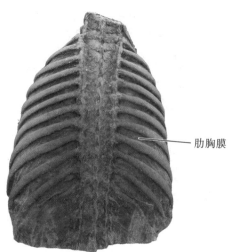

图 7 - 11 胸膜

8. 观察纵隔

纵隔为两侧纵隔胸膜间的脏器与结缔组织的总称。通常以胸骨角平面为界将纵隔分为上纵隔和下纵隔，下纵隔又以心包为界分为前、中、后纵隔（图 7 - 12、图 7 - 13）。

【注意事项】

①喉是呼吸系统的重点与难点内容，在学习喉软骨的连接以及喉腔时，其空间位置关系较难理解，因此需结合模型、3D 教学软件及不同切面的喉标本进行学习。

②观察肺门结构时，肺动脉与肺静脉不易区分，可根据动、静脉的特点（与相应的动脉比较，静脉的管壁薄、管腔大）及陈列室染色标本加以学习、辨认。

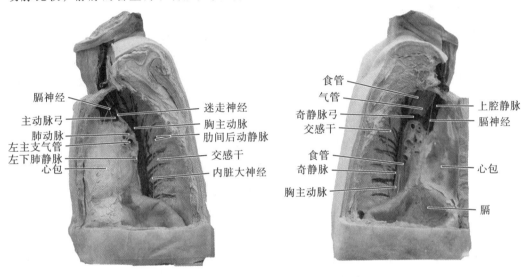

图 7 - 12 纵隔左侧面观   图 7 - 13 纵隔右侧面观

【知识拓展与临床联系】

1. 呼吸运动

呼吸运动为机体同外界环境进行气体交换的过程，分为内呼吸（组织细胞与体液之间的气体交换过程）与外呼吸（血液与外界空气之间的气体交换过程）。通常所说的呼吸运动是指外呼吸，由胸廓及膈的节律性运动实现。以胸廓运动为主的呼吸运动称为"胸式呼吸"，以膈和腹壁肌运动为主的呼吸称为"腹式呼吸"。根据呼吸的原理，可用人工方法让胸廓有节律地扩大和缩小，以维持呼吸停止者的肺通气功能，即人工呼吸。

2. 气管切开的姿势及部位

气管颈部周围有疏松结缔组织，有一定的移动性。其正常位置在上段近环状软骨处最为表浅，距皮肤表面仅 1 ~ 2 cm，而在颈根部近胸骨颈静脉切迹处较深，距皮肤 3 ~ 4 cm，其深浅、长短与头部的姿势有密切关系。当头后仰时，气管颈部变长，位置变浅，气管软骨环、环状软骨等结构容易触及。当头向一侧旋转时，气管随之向同侧移动，而食管移向对侧。因此，进行气管切开时，常垫高肩部，使头后仰且处于正中位，在第 3~5 气管环处切开。

3. 支气管镜检

支气管镜检是用支气管内镜检查气管、支气管内的情况，可进行诊断或同时予以治疗的方法。支气管镜的插入通常有经口和经鼻两种路径，经鼻者痛苦较小，较安全。当支气管镜向下进入气管末端，可观察到左、右主支气管之间的气管隆嵴。气管隆嵴通常位于一个矢状面，在中线略偏左，边缘明确。气管隆嵴偏移，提示纵隔或一侧肺有病变。肺癌患者隆嵴增宽、固定，提示有纵隔淋巴结转移。

覆盖气管隆嵴的黏膜是气管支气管树最敏感的区域之一，与咳嗽反射有关，异物刺激会引起咳嗽，有助于异物排出。

4. 胸腔与胸膜腔

二者在解剖学上有明确的区分。胸腔是由胸壁及膈围成的腔隙，内含胸膜腔、肺和纵隔，上为胸廓上口通颈部，下以膈与腹腔分开。胸膜腔为脏胸膜、壁胸膜相互移行形成的潜在性间隙，位于胸腔内，肺的周围。但在临床应用上有时不做区分，如胸膜腔内的液体增多，称为胸腔积液。

5. 胸腔积液

正常状态下，胸膜腔仅含少量液体，处于产生和重吸收的动态平衡中。当产生量增多或吸收量减少时，平衡被打破，胸膜腔内液体量超出正常范围，称为胸腔积液。胸膜炎是产生胸腔积液的原因之一。胸腔积液可采用胸腔穿刺术进行病原学诊断或治疗。

6. 气胸

正常情况下，胸膜腔内为负压，没有气体，有少量液体。胸腔内出现气体，临床上称为气胸。常见于以下两种情况。

①外源性创伤引起胸膜腔与外界交通，外界空气经胸壁创口随呼吸进出胸膜腔，形成开放性气胸。

②内源性肺或支气管破口于胸膜腔，气体进入胸膜腔。发生气胸时，受伤侧胸膜腔负压被破坏，肺萎陷，丧失呼吸功能。

7. 肺叶的变异

有些人斜裂或水平裂可能不完全，甚至缺如，从而出现肺叶数目的异常。偶尔也会有副裂。因此，有可能存在/出现左肺 3 叶，而右肺 2 叶。左肺上叶也可能没有小舌。

8. 肺的结构

肺由肺实质和肺间质构成，表面由脏胸膜包被。肺实质主要包括肺内各级支气管和肺泡，间质包括肺内血管、淋巴管、神经和结缔组织。气管分出的主支气管为一级分支，主支气管分出的叶支气管为二级分支，叶支气管分出的段支气管为三级分支。每一肺段支气管及其分支分布的肺组织构成支气管肺段，内含肺段支气管、肺段动脉和支气管血管。段间静脉收集相邻肺段的静脉血，肺段动脉与段支气管伴行，终末支分布于肺段的边缘。

9. 胸部 X 线片

胸部 X 线检查是胸、肺部常用的检查方法。最常见的胸部 X 线片是后 – 前（PA）投影的胸部正位片，主要用于检查胸廓、呼吸系统和心血管结构。不同组织和器官会在胸片表现为不同密度的阴影，肺组织含气部分显示为透亮区域，称肺野。正常情况下，两侧肺野透亮度相同，肺叶间、肺段间无明显分界。

【思考与练习】

1. 鼻腔的炎症可能向哪些部位蔓延？

2. 上颌窦有积液时，如何做体位引流，为什么？

3. 发音时声音的高、低、大、小与声带和声门有什么关系？

4. 异物坠入气管易进入哪个肺，为什么？

5. 试述肺段的概念及其临床意义。

（冯改丰　计胜峰）

实验八　泌尿系统

【实验目的】

1. 掌握

①泌尿系统的组成及基本功能。

②肾的位置、形态和结构；被膜。

③输尿管的形态、分部，各部的位置和在盆部（特别是女性）的主要毗邻；输尿管的 3 个狭窄。

④膀胱的形态、位置；膀胱三角的位置和黏膜特点。

⑤女性尿道的形态特点和开口部位。

2. 了解

①肾的固定结构和畸形。

②肾段的概念和肾的体表投影。

③膀胱位置的年龄变化和膀胱壁的构造。

【实验材料】

①"泌尿系统"教学录像、挂图。

②3D 解剖学教学软件："中国数字人"（电脑版）、3D body（手机版）。

③标本：泌尿系统概观标本，腹膜后间隙标本，离体肾及肾的剖面标本，离体膀胱标本，男性、女性完整盆腔标本，男性、女性盆腔正中矢状切标本，经肾脏的腹部水平切标本，经肾脏的腹部矢状切标本。

④模型：离体肾及肾的剖面模型。

【实验内容与方法】

1. 观看"泌尿系统"教学录像

2. 结合 3D 解剖学教学软件"中国数字人"，观察标本

在"中国数字人"的"泌尿系统"中选择各个不同器官，将其放大并不同角度旋转，观察其形态、结构，与其他结构组合观察其位置和毗邻；与实物标本相互参照学习、观察。

（1）泌尿系统的组成

在男性泌尿生殖系统标本（图 8 - 1）上，观察泌尿系统全貌。

泌尿系统由肾、输尿管、膀胱和尿道组成。肾生成尿液，输尿管输送尿液至膀胱，

膀胱为储存尿液的器官，尿液经尿道排出体外。

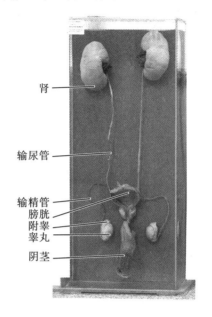

图 8-1 男性泌尿生殖系统

（2）肾

1）位置及毗邻

在腹膜后间隙标本（图 8-2、图 8-3）上，观察肾的位置及毗邻，观察肾与脊柱、椎骨及第 12 肋的位置关系。

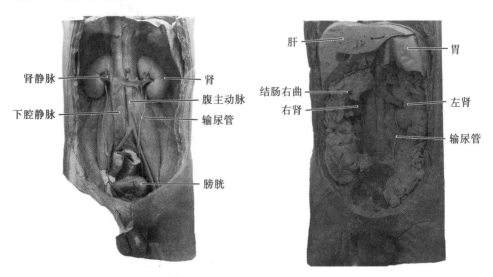

图 8-2 肾和输尿管   图 8-3 肾的毗邻

注意左、右肾居脊柱两侧，呈"八"字形。左肾：第 11 胸椎椎体下缘至第 2~3 腰椎椎间盘；右肾：第 12 胸椎椎体上缘至第 3 腰椎椎体上缘。两上端相距近，下端相距远。

观察肾的毗邻结构。其前方毗邻结构不同，左侧与胃底、胰、脾和结肠左曲相邻；右侧与肝、结肠右曲和十二指肠降部毗邻。后方上 1/3 借膈与肋膈隐窝相邻，下部自内向外分别与腰大肌、腰方肌及腹横肌相邻。左肾后面中部、右肾后面上部分别有左、右第 12 肋斜过，通常进行肾手术时常在腹后壁第 12 肋下缘做斜切口。

观察肾门所在位置，理解肾区（肾门体表投影点）的概念及临床意义。在活体触摸竖脊肌外侧缘与第 12 肋的夹角处即肾区，深方正对肾门，肾病变时常有压痛、叩击痛。

2）形态

在离体肾标本（图 8 - 4）上，观察肾的形态：蚕豆形，有上、下两端，前、后两面及内、外侧缘。上端扁宽，下端圆钝；前面稍凸，后面较平；外侧缘隆凸，内侧缘凹陷，有肾门；左肾比右肾稍长、稍厚。

辨认出入肾门的肾动脉、肾静脉及肾盂等结构，观察其在肾门的排列顺序：肾静脉壁薄，位置靠前，动脉壁厚居后上，肾盂位于后下。理解肾蒂的概念。

在整尸标本上观察肾蒂：出入肾门诸结构为结缔组织所包裹，称**肾蒂**，因下腔静脉靠近右肾，故右肾蒂较左肾蒂短。

3）结构

在肾的冠状切面标本（图 8 - 5）上，区分肾实质与肾窦。由肾门向肾实质内延续的较大腔隙即**肾窦**，查看肾窦内的结构，即与肾乳头相接的**肾小盏**、**肾大盏**、**肾盂**、肾动脉分支、肾静脉属支及淋巴管、神经、脂肪组织等。

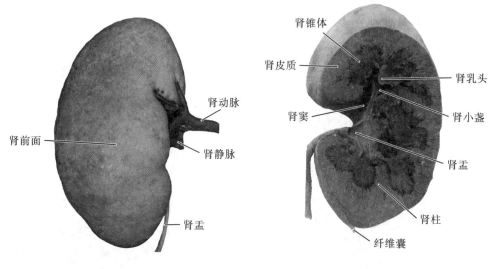

图 8 - 4　肾（前面）　　　　　　　图 8 - 5　肾的冠状切

观察肾实质的颜色，表层颜色较深为**皮质**，深层色淡红呈圆锥形的肾锥体为**髓质**（在标本上，皮质和髓质的颜色可因固定液等因素的影响而改变）。肾皮质嵌入肾锥体间的部分为**肾柱**；肾锥体尖端汇成**肾乳头**，肾小盏似喇叭花套在肾乳头边缘，逐渐汇合成肾大盏和肾盂。

在肾的 3D 图像上，再次辨认上述结构并理解其空间位置关系。

4）肾的被膜

在经肾的腹部横断面标本上，观察肾的被膜（图 8 - 6），理解由肾筋膜形成的肾周间隙与肾脏感染、肾下垂的关系。

肾外周包被的结构便是肾被膜，先辨认包裹于肾周围的脂肪层，即**脂肪囊**，此层最易辨识。肾边缘处脂肪层较丰富，并经由肾门进入肾窦。在游离肾标本上，此层不易保留。

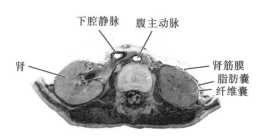

图 8 - 6　肾的被膜

脂肪囊内面，可见肾表面包被有致密、坚韧的薄层结缔组织膜，即**纤维囊**。其紧贴于肾实质，不易与肾分离。肾破裂或部分切除时需缝合此膜。

脂肪囊的外面为**肾筋膜**，辨识位于肾前面的肾前筋膜、位于肾后面的肾后筋膜。肾前、后筋膜在肾上腺上方和肾外侧缘处互相贴合，在肾下方互相分离，并分别与腹膜外组织和髂筋膜相移行。

5）肾段

在肾血管标本上，观察肾动脉（图 8 - 7）的分支及分布，理解肾段的概念。

肾动脉在肾门处分成前支和后支。较粗的前支再分出 4 个二级分支，与后支一起共 5 支肾段动脉。

每支肾段动脉所分布区域的肾实质，即为肾段。每个肾有五个肾段，即上段、上前段、下前段、下段和后段。各肾段间被缺少血管的段间组织所分隔。临床上，肾部分切除术常依肾段动脉的配布进行肾段切除。

6）畸形与异常

观察马蹄肾标本（图 8 - 8），理解胚胎发育与肾异常的关系，了解肾异常易导致的疾病。

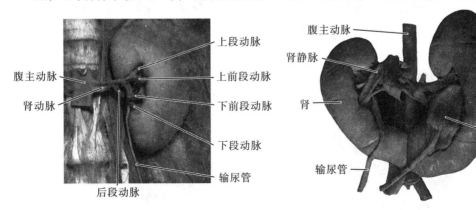

图 8 - 7　肾的动脉　　　　　图 8 - 8　马蹄肾

（3）输尿管

在腹膜后间隙标本（图 8 - 2、图 8 - 3）上，观察输尿管起止、行程、分部及 3 处狭窄。输尿管平第2腰椎上缘，起自肾盂末端，终于膀胱。其前面被腹膜覆盖，经腰大肌前方下行，腰大肌是寻找输尿管的标志性结构。

输尿管按照经行的部位分成三个部分，即**腹部、盆部、壁内部**。斜穿膀胱壁的壁内段较短，不易辨认。注意观察左、右侧输尿管的行程差别，左侧跨越髂总动脉末端，右侧经髂外动脉起始部的前方。男、女性输尿管的行程也有差别，男性输尿管于腰大肌前方与睾丸血管交叉，经直肠前外侧壁与膀胱后壁之间下行，在输精管后外方与之交叉，从膀胱底外上角向内下斜穿膀胱壁；女性输尿管于腰大肌前方有卵巢血管跨越，于子宫颈外侧1.5~2.0 cm处与子宫动脉交叉。

输尿管三个狭窄部位分别位于**肾盂与输尿管移行处、跨越髂血管处**和**斜穿膀胱壁内**，是结石滞留的部位。结合观察，思考输尿管三个生理性狭窄形成的原因，可与食管的分段和狭窄比较学习。

（4）膀胱

在盆腔正中矢状切标本（图8-9、图8-10）上，观察膀胱的位置与毗邻。在离体膀胱标本上，观察膀胱的尖、体、底和颈四个部分。在切开的膀胱上，观察膀胱底内面的膀胱三角与输尿管间襞（图8-11），理解其临床意义。

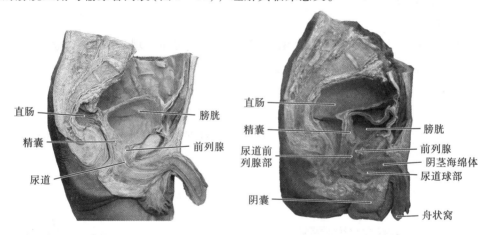

图8-9 男性盆腔正中矢状切

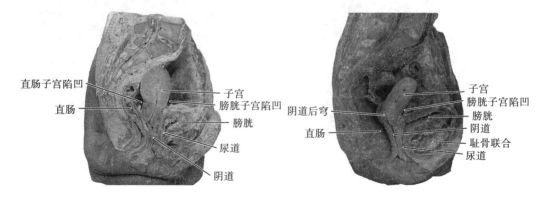

图8-10 女性盆腔正中矢状切

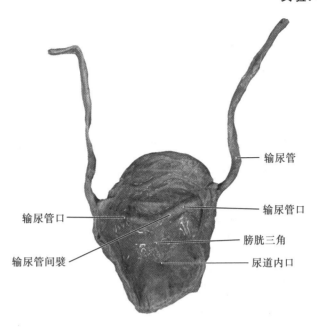

图 8 - 11　膀胱内壁

1）位置及毗邻

在正中矢状切标本上，观察膀胱的位置及毗邻，重点是男、女性膀胱底和膀胱颈的毗邻差别。膀胱底的后方，男性邻精囊、输精管壶腹、直肠及直肠膀胱陷凹，女性邻子宫、阴道及膀胱子宫陷凹。膀胱颈下方，男性邻前列腺，女性直接邻接尿生殖膈。

2）形态

在完整的游离膀胱标本上，观察膀胱的形态，似三棱锥形，尖向前上，底朝后下，中间为体，最下方为膀胱颈，各部间没有明显的界线。

3）内部结构

观察膀胱内腔结构（图 8 - 11）。寻找两输尿管口和尿道内口，其间为三角形的光滑区即**膀胱三角**。此处膀胱黏膜与肌层紧密连接，缺少黏膜下组织，无论膀胱充盈还是收缩，始终保持光滑。临床意义：膀胱三角是肿瘤、结核和炎症的好发部位，行膀胱镜检查时应特别注意。

两输尿管口之间的黏膜皱襞为**输尿管间襞**，活体为一苍白带，是临床上膀胱镜检的标志。

理解当膀胱充盈时，尿液为什么不会反流回输尿管及肾盂？（当膀胱充盈时，膀胱内压升高，使斜行于膀胱壁内部的输尿管壁内部管腔闭合，从而阻止尿液由膀胱向输尿管反流）。

（5）女性尿道

在女性盆腔正中矢状切标本（图 8 - 10）上观察，女性尿道直而短，且管腔较宽，长约 5 cm，于阴道前方向前下穿经尿生殖膈，开口于阴道前庭的尿道外口。尿道内口周围为膀胱括约肌环绕，穿过尿生殖膈处和尿道外口处由尿道阴道括约肌环绕。在尿道下端有尿道旁腺，其导管开口于尿道周围。理解女性常易发生膀胱及泌尿系感染的原因。

【注意事项】

①请在实验课前复习巩固泌尿系统大课的内容，预习相关内容。

②实习过程中需将标本、教材、图谱、3D 教学软件有机结合，相互印证，互为补充。

③课程中牵涉的表面解剖标志和体表位置（如肾区的位置等），应尽可能与自身相联系，同学之间也可以相互观察，理论联系实际。

④针对一些涉及的疾病和症状，也可联系周围人群是否有这样的病情，加以思考。

⑤肾剖面标本、输尿管标本易被损坏，实习时要注意爱护。

⑥男性尿道内容在生殖系统学习。

【知识拓展与临床联系】

1. 肾移植

肾移植是目前治疗慢性肾功能衰竭的首选方法。供体肾脏是带着输尿管和一小段动、静脉一起被取出的。由于分隔肾和肾上腺的肾筋膜隔薄弱，可以在不损伤肾上腺的情况下将肾从供体中取出。移植肾放入的部位常在大骨盆的髂窝，肾动、静脉分别与髂外动、静脉吻合，输尿管缝合入膀胱。肾移植的主要问题是组织排斥反应。

2. 泌尿系统结石

泌尿系统结石多发于男性，常见于 20 ~ 60 岁的人群，通常与久坐等生活方式有关。在一些患者中，肾内形成小结石。它们可能通过输尿管，引起输尿管梗阻。结石也可能进入膀胱，不溶性盐进一步沉淀在这些小结石上，形成较大的结石。泌尿系统结石常导致明显的刺激疼痛，引起排尿困难和血尿。膀胱结石还会导致膀胱内残留尿液。泌尿系统结石的并发症包括感染、尿路梗阻和肾功能衰竭。尿路结石的诊断需结合病史和相关检查结果，腹部 X 线片可见高密度结石影，B 超显示肾盂和肾盏扩张，静脉尿路造影可以精确定位梗阻位置。目前常用的治疗方案包括手术、体外碎石、器械经尿道取石等。

3. 肾周间隙

肾周间隙为肾前、后筋膜之间的间隙，内有肾、肾上腺、脂肪及营养肾周脂肪的肾包膜血管。因肾周间隙下方完全开放，当腹壁肌力弱、肾周脂肪少、肾的固定结构薄弱时，可产生肾下垂或游走肾。肾脏感染常局限在肾周间隙内，但发生肾积脓或肾周围炎症时，脓液也可沿肾筋膜向下蔓延达髂窝或大腿根部。

【思考与练习】

1. 肾的剖面结构有哪些？

2. 输尿管和食管的分部与狭窄部位有何异同？

3. 男性和女性膀胱的毗邻结构有何不同？

4. 尿液从肾乳头排出后，经哪些途径到达体外？

（胡　明）

实验九　生殖系统

【实验目的】

1. 掌握

①男性、女性生殖系统的组成与功能。

②睾丸及附睾的形态与位置。

③输精管的形态特征、分部和经行。

④精索的组成与位置。

⑤前列腺的形态、位置及主要毗邻。

⑥男性尿道的分部、狭窄、扩大和弯曲。

⑦卵巢的形态、位置及固定装置。

⑧输卵管的位置、分部及各部的形态、结构。

⑨子宫的形态、分部、位置和固定装置。

⑩阴道前庭的概念及其内的结构。

⑪女性乳房的形态和构造特点。

2. 了解

①睾丸和附睾的结构。

②射精管的合成、经行及开口。

③阴囊的形态和构造。

④卵巢的年龄变化。

⑤子宫壁的构造与子宫的年龄变化。

【实验材料】

①"生殖系统"教学录像、挂图。

②3D 解剖学教学软件："中国数字人"(电脑版)、3D body(手机版)。

③可触摸标本和装缸标本：男性完整泌尿生殖器标本；完整及矢状切睾丸、附睾及输精管标本；游离的膀胱前列腺、精囊腺(其中一侧剖开)、尿道前列腺段(前壁剖开)标本；男性盆腔正中矢状切标本、阴囊及阴茎海绵体标本，阴茎切面标本。女性完整生殖器标本；女性盆腔正中矢状切标本(示女性内生殖器、卵巢及子宫的韧带)；子宫阴道的冠状切标本(示子宫腔、子宫颈管和阴道穹)；乳房标本(包括完整标本、去皮肤标本、经乳头纵切标本，示输乳管、输乳窦和乳房悬韧带)。

【实验内容与方法】

1. 观看"生殖系统"教学录像

2. 观察、学习男性生殖系统

在"中国数字人"的"男性生殖系统"中选择各个不同器官,将其放大并不同角度旋转,观察其形态、结构,与其他结构组合观察其位置和毗邻;与实物标本相互参照学习、观察。

在男性盆腔正中矢状切标本(图8-9)和男性泌尿生殖器标本(图8-1)上,观察男性生殖系统的组成及位置。

男性内生殖器由生殖腺(睾丸)、输精管道(附睾、输精管、射精管、男性尿道)和附属腺(精囊、前列腺、尿道球腺)组成;外生殖器包括阴茎和阴囊。

(1)男性生殖腺(睾丸)

在男性完整泌尿生殖器标本上观察位于阴囊内的睾丸,并触摸感知其形态。在游离标本(图9-1)上,观察睾丸的外形:呈扁椭圆形,表面光滑,可分为内、外侧面,上、下两端,前、后两缘,其上端及后缘紧贴于附睾。试分辨游离睾丸标本的内、外侧面(外侧面较隆凸,内侧面较平坦)。

利用睾丸矢状断面标本(图9-2)并结合模型观察睾丸结构。睾丸表层较厚的是白膜,其在睾丸后缘增厚形成睾丸纵隔。从睾丸纵隔发出的睾丸小隔将睾丸实质分隔为许多锥形的睾丸小叶。用镊子向外轻轻牵拉小叶内纤细的生精小管(精曲小管/曲细精管),观察其形态,理解精子和男性激素的产生部位。精子由生精小管的生精上皮产生,生精小管之间结缔组织内的间质细胞分泌雄性激素。

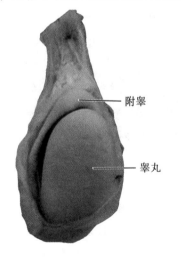

图9-1　睾丸和附睾

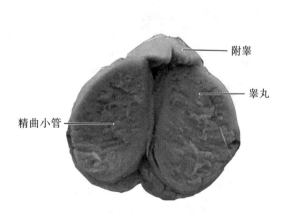

图9-2　睾丸(矢状切)

(2)输精管道

1)附睾

在睾丸和附睾标本(图9-1)上,观察附睾,呈新月形,爬附于睾丸的上端及后缘。

附睾从上至下，分为膨大的头、体和较细的尾 3 部分。在纵行剖开的附睾标本上，观察其内的附睾管，理解其作用（附睾暂时储存精子，分泌附睾液营养精子，并促使其成熟）。

2）输精管

附睾尾向内上弯曲移行为输精管（图 8 - 1），用手触摸，可感知到输精管呈坚硬的圆索状，其管壁厚，肌层发达，管腔细小。在男性盆腔正中矢状切标本上，观察输精管的经行、分部。输精管按其行程分为：**睾丸部**（位于睾丸后缘、附睾内侧）、**精索部**（介于睾丸上端至腹股沟管皮下环之间）、**腹股沟管部**（位于腹股沟管的精索内），以及**盆部**（最长，腹环至与精囊输出管汇合成射精管处）。注意观察由两侧输精管在膀胱底后面膨大形成的输精管壶腹。

理解输精管结扎的部位（精索部：位置表浅，易于触及）和临床意义（是一种简便、易行、有效、并发症发病率低的男性绝育方法）；进行腹股沟疝修补术时的注意事项（行腹股沟疝修补术时，注意不要损伤精索内的血管以及输精管。一旦损伤到输精管，对年轻男子，可考虑术中即行输精管吻合术）。

3）射精管

输精管近膀胱底处膨大呈壶腹状，末端变细与精囊输出管合成射精管。在男性盆腔正中矢状切模型（图 9 - 3）上，可观察到射精管斜穿过前列腺，开口于尿道前列腺部。

4）精索

精索为一对柔软的圆索状结构，自腹股沟管的腹环延伸至睾丸的上端（图 9 - 4）。提起精索，置于拇指和食指之间轻轻触摸，可感觉到其内有一条较细的圆索状结构，有坚硬感，这就是输精管。

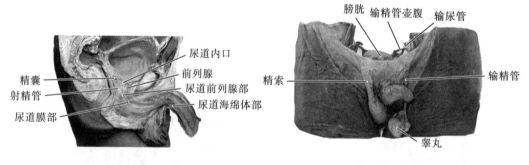

图 9 - 3　前列腺和射精管（正中矢状切）　　图 9 - 4　精索

在切开表面被膜的精索标本上，细心找出输精管，它位于精索的后内侧。除输精管外，精索内还有睾丸动脉、蔓状静脉丛、神经和淋巴等结构，不必一一辨认。用手指辨别、体会输精管与睾丸动脉的感觉有何不同（输精管管腔内径 1 mm 左右，质地坚实；动脉则空腔感明显）。

（3）附属腺

1）精囊

在游离标本上，观察精囊的位置、外形和腔。

精囊位于膀胱底后方，呈长椭圆形囊状，左右各一，表面凹凸不平，切开观察其腔内结构，理解精囊的作用（分泌液体参与精液的形成）。

2）前列腺

在男性盆腔正中矢状切标本上，观察在膀胱颈下方的板栗形实质性结构即为前列腺。前列腺位于膀胱颈与尿生殖膈之间，上端与膀胱颈、精囊腺和输精管壶腹相邻，前方为耻骨联合，后方为直肠壶腹。如有完整男性盆腔标本，可将手指从标本肛门伸入到直肠内，于前壁探查所能触及的前列腺、精囊、输精管壶腹和膀胱直肠陷凹。

在前列腺标本（图9-5）上，观察前列腺的形态：呈板栗形，自上向下，分为朝上的底、体和下端细的尖，体后部正中有纵行的、较浅的前列腺沟（活体直肠指诊可触及）。结合图片学习其分叶（即前叶、后叶、中叶和左、右侧叶），及其内通过的尿道、射精管。男性尿道在前列腺底近前缘处进入，经前列腺实质前部下行，由前列腺尖穿出。射精管在前列腺底近后缘处，穿入前列腺，斜向前下方，开口于尿道前列腺部后壁的精阜上。理解前列腺肥大引起排尿困难的原因（压迫尿道）及临床直肠指诊的情况（前列腺沟变浅或消失）。

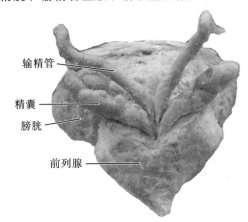

图9-5　精囊和前列腺

3）尿道球腺

尿道球腺较小，标本上不易观察，结合图谱或"中国数字人"系统学习。尿道球腺呈豌豆大小的球体，在尿生殖膈内，输出管开口于尿道球部。分泌物参加精液的组成。

（4）男性外生殖器

1）阴囊

在游离标本上观察阴囊的层次结构（图9-6）。

皮肤薄而呈暗褐色，成人有少量阴毛，由于尸体阴囊收缩，出现较多的皱襞。深面肉膜是阴囊的浅筋膜，其缺乏脂肪，含有平滑肌纤维，故在活体时能随外界温度的变化而舒缩。皮肤与肉膜紧密相连，肉膜在正中线向深部发出阴囊中隔，将阴囊腔分隔为左、右两部，分别容纳两侧的睾丸和附睾。

阴囊深面有包被睾丸和精索的被膜，由外向内，分别为精索外筋膜（腹外斜肌

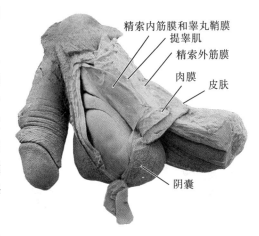

图9-6　阴囊层次

腱膜的延续)、提睾肌(来自腹内斜肌和腹横肌的肌纤维束)、精索内筋膜(腹横筋膜的延续)、睾丸鞘膜(来自腹膜,分为壁、脏两层;壁层紧贴精索内筋膜内面,脏层包贴睾丸和附睾表面)。打开睾丸鞘膜的壁层,见鞘膜的脏层附于睾丸表面,但睾丸的后缘及附睾贴附之处均无鞘膜被覆(脏、壁两层在睾丸后缘返折移行)。脏层与壁层之间为密闭的鞘膜腔。

2)阴茎

在阴茎标本(图9-7)上,观察阴茎的形态特点,辨认阴茎头、体和根。观察阴茎包皮和包皮系带(连于包皮与阴茎头腹侧中线处之间的皮肤皱襞),理解临床上行包皮环切术时,应注意避免损伤包皮系带(损伤后影响阴茎勃起)。

在前后端分离海绵体的标本上,观察阴茎的构成及海绵体的形态。阴茎由两条阴茎海绵体和一条尿道海绵体组成。阴茎海绵体位于阴茎的背侧,左、右各一。尿道海绵体位于阴茎海绵体腹侧,前、后端膨大为阴茎头和尿道球。理解海绵体的作用(海绵体内部由许多海绵体小梁和与血管相通的腔隙组成,当腔隙充血时,阴茎即变粗、变硬而勃起)。

在阴茎横切面标本上,观察海绵体及被膜。阴茎横断面上,可见三个海绵体断面,每个海绵体的外面都包有一层坚厚的白膜,三个海绵体的外面又共同包有阴茎深、浅筋膜和皮肤。位于背侧的两个海绵体为阴茎海绵体,细心观察可发现阴茎海绵体的中央有阴茎深动脉。位于腹侧的一个海绵体为尿道海绵体,其中央部可见尿道穿过(图9-7)。

(5)男性尿道

在男性盆腔正中矢状切标本(图9-3)上,观察尿道的起止、穿经结构及经行。男性尿道起自膀胱的尿道内口,止于阴茎头的尿道外口。按穿经结构,男性尿道分为前列腺部、膜部(即尿生殖膈段)和海绵体部,临床上将前列腺部和膜部称后尿道,海绵体部称前尿道。观察于男性尿道前列腺部后壁上纵行隆起的尿道嵴,及于尿道嵴中部隆起的精阜(图9-8)。

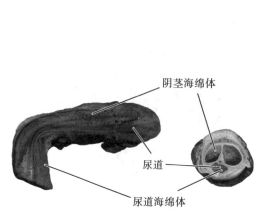

图9-7　阴茎切面(横切面 纵切面)

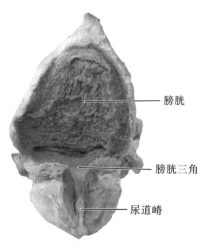

图9-8　尿道前列腺部

注意观察尿道管径的大小及弯曲情况，寻找男性尿道的**三处狭窄**（尿道内口、膜部和尿道外口处），**三处扩大**（尿道前列腺部、球部和舟状窝的管径较宽大），**两个弯曲**（耻骨下弯，凸向下后，位于耻骨联合下方；耻骨前弯，凸向上前，位于耻骨联合前下方）。注意用手提起阴茎后，耻骨前弯消失，而耻骨下弯不改变。对照食管、输尿管的三处狭窄并进行比较学习，用较柔软的细铁丝自尿道外口经尿道放入膀胱，体会插导尿管或进行膀胱镜检时所经的路径及注意事项（经过狭窄和弯曲时勿损伤尿道）。

3. 观察、学习女性生殖系统

在"中国数字人"的"女性生殖系统"中选择各个不同器官，将其放大并不同角度旋转，观察其形态、结构，与其他结构组合观察其位置和毗邻；与实物标本相互参照学习、观察。

在女性盆腔正中矢状切标本（图 8-10）和女性生殖器标本（图 9-9）上，观察女性生殖系统的组成及位置。

女性内生殖器由生殖腺（卵巢）、输送管道（输卵管、子宫和阴道）和附属腺（前庭大腺）组成；外生殖器即女阴。

（1）生殖腺（卵巢）

在女性盆腔正中矢状切标本（图 8-10）和女性生殖器标本（图 9-9）上，寻找卵巢并观察卵巢的位置。卵巢位于髂内、外动脉起始部的夹角内（卵巢窝），也可沿子宫侧方的输卵管向外侧寻找，与输卵管外侧部有系膜相连。

观察卵巢的外形。卵巢呈扁椭圆体，左右各一，质较坚韧，约相当于本人远节拇指大小。成年女性卵巢的表面凹凸不平，分内、外侧面，前、后两缘，上、下两端。其后缘（独立缘）游离，前缘（卵巢系膜缘）有卵巢系膜连于阔韧带，前缘中部有血管、神经出入为卵巢门。上端（输卵管端）与输卵管伞相接，并有卵巢悬韧带连于盆壁，下端（子宫端）有卵巢固有韧带连于子宫角，似一个荡秋千的摇篮（图 9-10）。

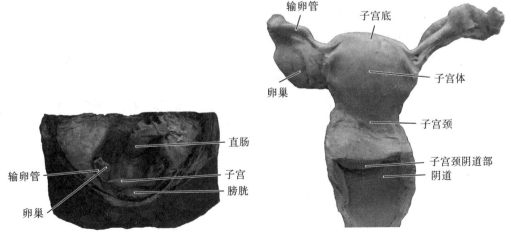

图 9-9　原位女性内生殖器　　　　　图 9-10　女性内生殖器

辨认卵巢系膜、卵巢悬韧带和卵巢固有韧带。卵巢系膜是一个短的腹膜皱襞，它将卵巢固定在子宫阔韧带的后面，它包含进出卵巢门的血管和神经。卵巢悬韧带起自小骨盆侧缘，向内下至卵巢输卵管端的腹膜皱襞，内含卵巢血管、淋巴管、神经丛、结缔组织和平滑肌纤维。卵巢悬韧带是寻找卵巢血管的标志。卵巢固有韧带由结缔组织和平滑肌纤维构成，表面覆以腹膜，自卵巢下端连至输卵管与子宫结合处的后下方。

观察卵巢随年龄变化的情况，数一数你所观察的卵巢表面有多少斑痕性的凹陷，估计其年龄。

（2）输送管道

1）输卵管

在女性盆腔正中矢状切及女性内生殖器标本（图8-10、图9-9）上，沿子宫角向外侧触摸，圆索状的肌性管道即输卵管，注意不要将其与子宫圆韧带相混淆。子宫圆韧带较长，无空腔，位于输卵管前下方，走向腹股沟管腹环。在经子宫冠状切游离标本上，辨认输卵管的两口（腹腔口和子宫口）和四部（即穿子宫角的子宫部、短直而狭窄的输卵管峡、最长粗而弯曲的输卵管壶腹和末端膨大的输卵管漏斗），查看输卵管结扎（峡部）和卵子受精（壶腹部）的部位。在漏斗部辨认指状的输卵管伞（腹腔口边缘许多细长突起）和卵巢伞（较长的一条），理解卵子产生后进入输卵管的过程。

2）子宫

在女性盆腔正中矢状切标本或女性盆会阴整体标本上，观察子宫的位置及毗邻（图8-10）。位于膀胱与直肠之间的肌性管状器官即为子宫，两侧是子宫附件即输卵管和卵巢，下接阴道。正常成人子宫呈轻度的前倾前屈位（子宫长轴与阴道长轴间的夹角为前倾，子宫体长轴与子宫颈长轴间的夹角为前屈），像一个弯腰的老头爬附于膀胱上面。

在游离子宫标本上，观察子宫的形态（图9-10），辨认子宫底、子宫体和子宫颈；进而辨认子宫颈阴道部、子宫颈阴道上部和峡。子宫呈前后稍扁的倒置梨形，以子宫与输卵管连接处的子宫角为界分为子宫底和子宫体，下端圆柱形为子宫颈，与体无明显分界。子宫颈以阴道为标志，分为伸入阴道的子宫颈阴道部、阴道以上的子宫颈阴道上部。颈与体交接处为峡，不明显，理解妊娠后子宫峡的变化及临床意义（妊娠期，子宫峡逐渐伸展变长，形成子宫下段；妊娠末期，可延长至7~11 cm，峡壁逐渐变薄。产科常在此处进行剖宫术，可避免进入腹膜腔，减少感染机会）。

在经子宫前壁切开标本（图9-11）上，辨认子宫腔和子宫颈管。子宫腔是子宫体内呈前后稍扁的三角形空腔。子宫颈管是子宫颈内呈梭形的空腔。注意不要将子宫内腔与子宫腔相混淆。观察子宫的外膜、肌层和内膜，理解内膜的周期性变化及其与妊娠的关系。受卵巢分泌的雌激素、孕激素水平影响，子宫内膜的变化（月经周期）分为3个阶段，即月经期、增殖期和分泌期。月经期一般是5~7天，此时是子宫内膜脱落的阶段。增殖期是子宫内膜逐渐增厚的阶段。分泌期的子宫内膜是最厚的，如果没有正常受孕就会进入月经期。

在女性盆腔正中矢状切标本（图8-10）和女性生殖器标本（图9-9）上，观察维持子宫正常位置的韧带，并理解其作用。自子宫侧缘至盆侧壁冠状位的宽薄结构，为子宫阔韧带(限制子宫向两侧移位),观察其分为输卵管系膜、卵巢系膜和子宫系膜三部。自子宫角走行于子宫阔韧带内达腹股沟管腹环的圆索状结构,是子宫圆韧带(维持子宫前倾),牵拉韧带观察其作用。在盆底触摸位于阔韧带下端下方的子宫主韧带(防止子宫下垂),其自子宫颈延伸至盆侧壁。将子宫向前轻推,可见其后方的两侧有由腹膜形成的直肠子宫襞,直肠子宫襞深面即为骶子宫韧带(维持子宫前屈),自子宫颈向后至骶骨。

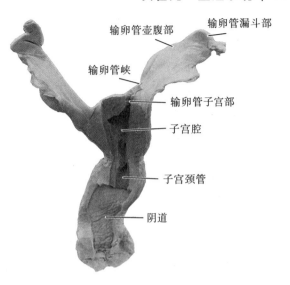

图 9 – 11　子宫内腔

在经阴道冠状切的子宫标本或模型上,观察子宫口的形态,辨认其是正常顺产妇(子宫口呈横裂状)、未产妇(子宫口呈圆形),还是剖腹产者(子宫口圆形但腹壁和宫壁有瘢痕)。

在女性盆部正中矢状切标本(图 8 – 10)上,探查子宫口的位置高度,观察是否在坐骨棘平面以上。如为否,则为子宫脱垂,理解导致子宫脱垂的原因(子宫主要靠韧带、盆膈和尿生殖膈的托持以及周围结缔组织的牵拉等作用维持正常位置。如果这些固定装置薄弱或受损,可导致子宫位置异常,形成不同程度的子宫脱垂)。

在腹膜完整的女性盆腔标本(图 8 – 10)上,观察子宫与腹膜的关系,除子宫两侧壁、子宫颈阴道上部的前壁和子宫颈阴道部无腹膜覆盖外,其余部分均被腹膜覆盖,理解经腹膜外剖腹产手术的入路及临床意义(腹膜外剖腹产术不进入腹膜腔,不易引起腹腔感染)。腹膜在膀胱与子宫间移行形成膀胱子宫陷凹,子宫与直肠间腹膜移行形成直肠子宫陷凹,理解其临床意义(站立或坐位时,女性的直肠子宫陷凹是腹膜腔的最低部位,故腹膜腔内的积液多聚积于此。临床上可进行阴道后穹穿刺以进行诊断和治疗)。

通过多个游离标本观察子宫的年龄变化。宫体和宫颈的比例因年龄而不同:婴儿为1:2,成人为2:1,老人为1:1。

3)阴道

在盆部正中矢状切标本(图 8 – 10)上,观察阴道的位置及毗邻。尿道与肛管间的扁肌性管道即阴道,查看其构成(黏膜、肌层和外膜)、前后壁的长度(前壁短,后壁较长)及生理状态下的情况(平时前后壁相贴,呈塌陷状态)。

观察包绕子宫颈阴道部的环行凹陷即**阴道穹**,探查**阴道后穹**,模拟妇科双合诊检查及腹膜腔穿刺或切开引流术。将手指自标本肛门伸入直肠,于前壁探查所能触及的子宫颈、子宫口和直肠子宫陷凹,模拟未婚经直肠双合诊检查,并与妇科双合诊进行对比,观察所触及结构的差异。妇科双合诊检查,检查者经患者阴道用手指触诊的同时，用另一只手在患者腹部配合检查；未婚者经直肠双合诊检查，检查者手指放入患者直肠，另一手在患者腹部配合检查。

理解阴道后穹的临床意义。阴道后穹最深，与后上方腹膜腔的直肠子宫陷凹紧密相邻，仅隔阴道壁和一层腹膜。临床上，可经阴道后穹引流直肠子宫陷凹内的积液进行诊治，具有重要的临床意义。

（3）附属腺（前庭大腺）

在女性外阴浅层标本上，于阴道后外侧寻找豌豆样的结构即前庭大腺，探查其开口于阴道前庭处。

（4）女性外生殖器（女阴）

在女性外生殖器标本（图9－12）上，观察耻骨联合前面、富有阴毛的阴阜、两侧皮肤皱襞纵长隆起的大阴唇、小阴唇（内侧较薄的皮肤皱襞）和阴蒂（两侧大阴唇间的前部，由两个阴蒂海绵体组成，与男性的阴茎海绵体同源）。重点观察两侧小阴唇间的裂隙即阴道前庭，查看阴道口与尿道口的关系（前部较小者为尿道口，后部较大者是阴道口），探查阴道两侧前庭大腺的开口。

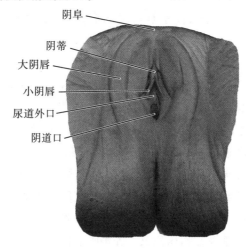

阴阜

阴蒂

大阴唇

小阴唇

尿道外口

阴道口

图9－12　女性外生殖器

在女性外阴浅层标本上，观察阴道前庭外侧、大阴唇皮下的蹄铁形结构即前庭球（男性尿道海绵体的同源体），其后部有较小的前庭大腺。

（5）乳房

观察完整的乳房标本，重点查看平第4肋间隙或第5肋的乳头、乳晕的颜色及呈小隆起的乳晕腺。结合挂图学习乳腺的位置（位于胸前壁、胸大肌和胸肌筋膜的表面，上起第2~3肋，下至第6~7肋，内侧至胸骨旁线，外侧可达腋中线）。胸肌筋膜与乳房之间存在乳房后间隙。考虑现在比较流行的隆胸术是将填充物置于何处？

在游离的乳房标本（部分皮肤切开）上，从乳头向周围辐射状寻找较细的管状结构即输乳管，其于近乳头处扩大为输乳管窦，探查其开口。向输乳管远端探查与其相连的15~20个乳腺叶，观察乳腺叶周围的膜性结构即纤维组织（图9－13）。理解乳房脓肿切开引流时为什么常采取放射状切口（乳腺叶和输乳管均以乳头为中心呈放射状排列）。

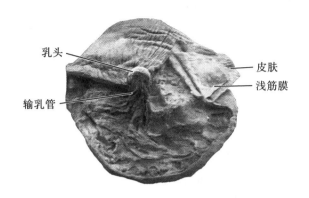

乳头　　皮肤
浅筋膜
输乳管

图 9 - 13　乳房

在经乳头的纵切标本上，用镊子寻找连于乳腺深面胸肌筋膜与皮肤、乳头之间的纤维束即乳房悬韧带，理解其作用（支持和固定乳房）及乳腺癌晚期出现"橘皮征"的原因。发生乳腺癌时，癌细胞侵及纤维组织，乳房悬韧带缩短，牵引皮肤内陷，使皮肤表面呈"酒窝征"。同时，乳腺癌蔓延累及浅淋巴管，可导致所收集范围内的淋巴回流受阻，引起皮肤淋巴水肿，使乳房局部皮肤呈橘皮样改变。

【注意事项】

①观察生殖器标本时，要严肃、认真。

②盆腔正中矢状切标本少，实习时同学们按次序轮流学习各器官的位置和形态，特别是输精管的走行和分部，男性尿道的分部、弯曲、狭窄和扩大；卵巢的位置、形态和毗邻；输卵管的走行和分部；子宫的位置、形态、毗邻和固定装置。

③在观察、触摸子宫固定装置时，动作要轻柔，如需向前、后推移子宫时，也不能用力太大，以免损坏标本。

④实习过程中需将标本、模型、教材、图谱、3D 教学软件有机结合，互为补充。

【知识拓展与临床联系】

1. 男性与 HPV 疫苗

HPV 疫苗为人乳头瘤病毒疫苗。在国内，女性常通过接种 HPV 疫苗，避免宫颈癌的发生。事实上，男性也可通过接种 HPV 疫苗，避免因感染 HPV 病毒导致的阴茎癌、肛门癌和尖锐湿疣等疾病。国外，已有不少国家针对 9 岁以上的青少年男性常规接种 HPV 疫苗。

2. 鞘膜积液

胚胎早期，睾丸位于腹膜后第 2 ~ 3 腰椎旁，以后逐渐下降，7 ~ 9 个月时睾丸经腹股沟管下降到阴囊。在睾丸下降的同时，附于睾丸的腹膜也一并下降形成鞘状突。出生前后与腹腔相通的鞘状突闭合，若鞘状突闭合部位改变或闭合不全，则会形成各种类型的鞘膜积液，如睾丸鞘膜积液、精索鞘膜积液等。其临床表现为，阴囊内或精索中有囊肿，积液量多时常牵引精索引起钝痛，严重者可影响排尿及正常生活。积液量多时，可通过手术治疗，但若为幼儿，常可自行消失，或经反复穿刺抽吸后消失。

3. 隐睾和可回缩睾丸

隐睾是指睾丸下降异常，未下降至阴囊，而停留在腹膜后、腹股沟管或阴囊入口处。阴囊内温度低于体温 $1.5 \sim 2℃$，以维持正常生精功能，而隐睾则受温度影响导致精子发生障碍，致不育，且恶变概率高。一岁内睾丸有可能自行下降，如仍未下降，可注射绒毛膜促性腺激素。2 岁后可采用睾丸固定术或睾丸自体移植术进行手术治疗。可回缩睾丸指可以在腹股沟和阴囊之间来回移动的睾丸。在男孩中，可回缩睾丸比未下降睾丸更常见，其体积常比正常睾丸小。

4. 辅助生殖技术

1978 年，Edward 和 Steptoe 采用体外受精与胚胎移植技术妊娠的世界第一例婴儿成功诞生（试管婴儿）。目前，常用的辅助生殖技术有人工授精和体外受精－胚胎移植两类。随着生殖医学的发展，又衍生出卵细胞质内单精子注射、植入前胚胎遗传学诊断以及卵细胞胞质置换或卵细胞核移植技术等，从辅助生殖过渡到生殖工程。

5. 子宫肌瘤

子宫肌瘤是女性生殖系最常见的良性肿瘤，由平滑肌及结缔组织组成，常见于 $30 \sim 50$ 岁的妇女，30 岁以上妇女约 20% 有子宫肌瘤。子宫肌瘤多无明显症状，仅在体检时偶然发现。其常见的症状有：经期延长，下腹肿块及周围压迫症状等。临床上采用药物治疗减轻症状，对有严重症状的患者，可行肿瘤切除术或子宫切除术。

6. 乳腺癌

乳腺癌是一种常见病，尤其多见于停经期后的妇女。男性乳腺癌约占所有乳腺恶性肿瘤的 1%。对患有直径 $< 4 \text{ cm}$ 的单侧乳腺癌患者，多采取保留乳房的手术而非全切，即采用外科手术（肿块切除和前哨淋巴结活检或清除）搭配外部放疗的治疗方式。对较大乳腺肿瘤患者，应采用改良式乳房根治切除术配合腋淋巴结清扫进行治疗。

【思考与练习】

1. 精索的三层被膜与腹壁结构有何关联？

2. 发生前列腺肥大后可能会有哪些症状？物理检查时怎样触摸前列腺？

3. 为男性患者导尿，导尿管将经过哪些重要部位？怎样做才能成功插入导尿管？

4. 阴道后穹穿刺的意义是什么？

5. 晚期乳腺癌患者有哪些重要的临床体征？其形成的原因为何？

6. 何为产科会阴？分娩时助产士如何保护产科会阴？

（胡　明）

实验十　腹膜、会阴

【实验目的】

1. 掌握

①腹膜的位置、分部。

②腹膜与器官的关系。

③腹膜形成的结构。

④会阴的概念和区分。

⑤盆膈和尿生殖膈的位置、构成和通过的结构。

2. 了解

①腹膜的功能。

②腹膜的皱襞和隐窝。

③腹膜腔的分区和间隙。

④坐骨肛门窝的位置和构成。

⑤会阴浅隙和会阴深隙的概念。

【实验材料】

①"腹膜"和"会阴"的教学录像、挂图。

②3D 解剖学教学软件："中国数字人"(电脑版)、3D body(手机版)。

③标本：成人腹膜(整体)标本，人体正中矢状切(断层)标本，男、女性盆部正中矢状切标本(示腹膜与脏器的关系及陷凹)，腹前壁标本(内面观)，男、女性盆会阴标本，盆底肌标本，经肛管冠状切标本，经尿道(阴道)冠状切标本。

【实验内容与方法】

1. 观看"腹膜""会阴"教学录像

2. 腹膜及腹膜腔

在"中国数字人"中选择"腹膜""会阴"的不同结构，观察其形态特点。

(1)腹膜和腹膜腔的结构

在人体正中矢状切断层标本(图 10 - 1)上，观察腹膜和腹膜腔。

在成人腹膜标本(图 10 - 2)上，观察并触摸腹腔脏器表面及腹壁内面、膈下面薄而光滑的膜性结构，即腹膜。明确腹膜依覆盖部位分为**脏腹膜**和**壁腹膜**，从腹前壁向上、下及两侧分别探查其延续，壁、脏腹膜相互延续形成一个不规则的潜在腔隙即**腹膜腔**。

理解脏器与腹膜腔的关系，女性腹膜腔通过输卵管腹腔口与外界相通。思考女性较易发生盆腹膜腔炎症的解剖学基础。

观察由骨盆上口、膈和腹壁围成的**腹腔**，腹腔内有脏器、血管、神经、淋巴及腹膜腔等。注意腹腔与腹膜腔的区别。

理解腹膜的**功能**（分泌、吸收、保护、支持、修复和固定脏器）。理解腹部手术后患者常采取半卧位的原因（上腹部腹膜吸收能力较强，半卧位可使有害液体流至下腹部，减少腹膜对有害物质的吸收）。

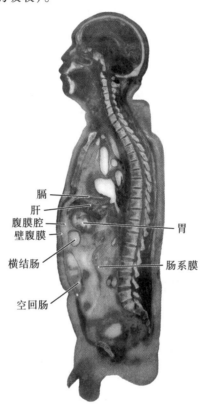

图 10 - 1　人体正中矢状切（断层）

（2）腹膜与脏器的关系

结合腹膜示意图，在成人腹膜标本（图 10 - 2）上，观察胃和空肠、回肠等**腹膜内位器官**，其表面被光滑的脏腹膜包绕，但并不是完全被包裹，没有被腹膜包绕的小区域是血管、神经和淋巴的通行之处。观察肝和子宫，其表面有 2/3 左右面积被包裹，即**腹膜间位器官**。观察胰和肾，只有前面被腹膜包裹，是**腹膜外位器官**。

理解区分腹膜内位、间位和外位器官的临床意义。有些对腹膜外位器官的手术，如肾和膀胱的手术，常在腹膜外进行，可不通过腹膜腔，避免腹膜腔内粘连的发生。

（3）腹膜形成的结构

1）网膜

①小网膜：在成人腹膜标本（图 10 - 2）上，观察**小网膜**的位置（肝门与胃小弯和十二指肠球部之间）、分部（肝胃韧带和肝十二指肠韧带）。

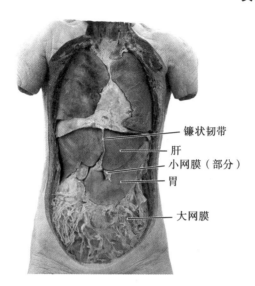

镰状韧带

肝

小网膜（部分）

胃

大网膜

图 10 - 2　网膜

②大网膜：观察大网膜的位置、形态（自胃大弯和横结肠向下垂，似围裙覆盖于空回肠前面），探查胃大弯与横结肠间的胃结肠韧带。

③网膜囊：探查网膜囊的边界，前方为小网膜、胃后壁及胃结肠韧带，上方达肝尾状叶和膈，下方为大网膜前、后两层愈合处，左侧有脾、胃脾韧带和脾肾韧带，右侧有网膜孔通腹膜腔。若需清楚观察网膜囊后壁结构，则需将胃结肠韧带切断，把胃翻向上方，隔着腹膜可见胰、左肾、左肾上腺、横结肠及其系膜。

④网膜孔：在肝十二指肠韧带后方，自右向左将食指伸入到网膜囊时，经过的狭窄通道即网膜孔。探查其边界：上为肝尾状叶，下为十二指肠上部，后方为下腔静脉，前方为肝十二指肠韧带。

理解网膜囊及网膜孔的临床意义：网膜囊位置较深，周邻关系复杂，有关器官的病变，相互影响。当胃后壁穿孔或某些炎症导致网膜囊内积液（脓）时，早期常局限于囊内，给诊断带来一定困难，或因体位变化，经网膜孔流到腹膜腔的其他部位，引起炎症扩散。

2）系膜

①肠系膜：在腹膜标本上，将空肠、回肠翻向一侧，观察连于肠管与腹后壁间的结构即肠系膜。系膜根部由左上（第 2 腰椎左侧）斜向右下（右骶髂关节前方），长约 15 cm。理解肠系膜的作用、临床意义：系膜根和肠缘的长度相差悬殊，故有利于空肠、回肠的活动，对消化和吸收有促进作用，但活动异常时易发生肠扭转、肠套叠等急腹症。查看肠系膜内血管的分布特点（血管弓）。

②阑尾系膜：将阑尾拉直，观察其系膜的位置、形态及游离缘的血管。理解进行阑尾切除术时，为何要从系膜游离缘进行血管结扎？出入阑尾的血管、淋巴管及神经走行于系膜游离缘。

③横结肠系膜：向上提起横结肠，观察将其连于腹后壁的横结肠系膜的位置、形态及系膜内的血管。

④乙状结肠系膜：向左侧牵拉乙状结肠，观察其系膜的位置、形态及系膜内的血管。乙状结肠移动范围大，常易扭转。

3）韧带

在成人腹膜标本及游离肝标本（图 10-2、图 6-17、图 6-18）上，观察、摸认固定肝、脾和胃的韧带。

肝镰状韧带呈矢状位，连于肝膈面与膈、腹前壁之间，其游离缘的圆索状结构即肝圆韧带，连于脐。

肝冠状韧带呈冠状位，连于肝膈面与膈之间，分前、后两层，末端融合成三角韧带。

胃脾韧带连于胃底和胃大弯上份与脾门之间。

脾肾韧带连于脾门至左肾前面。

4）腹膜襞和隐窝

在腹前壁标本（图 10-3）上，从内面观察以下结构。

①**脐正中襞**为脐与膀胱间的腹膜襞，向外侧依次为**脐内侧襞**、**脐外侧襞**。理解其深面的结构及其来源。

②**膀胱上窝**为脐正中襞与脐内侧襞间的凹陷。**腹股沟内侧窝**和**腹股沟外侧窝**分别位于脐外侧襞的内侧和外侧。重点观察腹股沟内、外侧窝与腹股沟三角和腹股沟管腹环的关系，理解腹股沟斜疝和直疝的突出部位及鉴别要点。

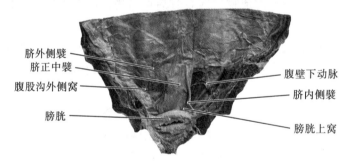

脐外侧襞
脐正中襞
腹股沟外侧窝
膀胱

腹壁下动脉
脐内侧襞
膀胱上窝

图 10-3　腹前壁内面的皱襞和隐窝

在腹膜标本腹后壁，观察十二指肠上、下隐窝，盲肠后隐窝，乙状结肠间隐窝，**肝肾隐窝**（仰卧位时腹膜腔最低点）。

5）腹膜陷凹

在盆部正中矢状切标本（图 8-9、图 8-10）上，探查男性膀胱与直肠间的腹膜返折处即**直肠膀胱陷凹**；探查位于女性膀胱与子宫间的**膀胱子宫陷凹**和位于子宫与直肠间的**直肠子宫陷凹**。

理解陷凹的临床意义：站或坐时，男性的直肠膀胱陷凹、女性的直肠子宫陷凹是腹膜腔的最低部位，腹膜腔积液多聚积于此，临床上可进行直肠穿刺和阴道后穹穿刺以进行诊断和治疗。

4. 会阴

（1）广义会阴

结合图片和标本，理解**广义会阴**的概念：盆膈以下封闭骨盆下口的全部软组织及其内的主要结构。在会阴标本上观察广义会阴的境界、分区（肛区和尿生殖区）及狭义会阴的位置（肛门与外生殖器间）。

明确广义会阴是不在同一平面上的菱形区域，两侧坐骨结节位置最低，其连线将广义会阴分为前部的尿生殖区和后部的肛区。

（2）肛区的肌

肛区内有肛提肌及环绕于肛门周围的肛门外括约肌。

在盆底肌标本（图 10-4）上，从上面观察封闭骨盆下口呈漏斗形的肛提肌。坐骨棘与耻骨联合间的肛提肌腱弓为其起点，中线前部有三角形的裂隙为盆膈裂孔，后部有肛管通过。

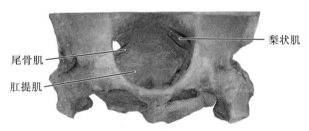

图 10-4 盆底肌

肛提肌后部有较小的尾骨肌，张于坐骨棘与骶、尾骨侧缘之间。

（3）尿生殖区的肌

在会阴肌标本上，从下面观察尿生殖区内的坐骨海绵体肌（呈"八"字形贴于耻骨下支内面）、球海绵体肌（环绕在阴茎根部或小阴唇周围）及会阴浅横肌（两侧坐骨结节间的狭窄小肌）。在上述 3 块肌围成的三角形深面有会阴深横肌，其前方的尿道（尿道阴道）括约肌不易观察。

（4）盆膈

在盆部经肛管冠状切带筋膜的标本上，结合 3D 解剖学教学软件观察**盆膈**（由肛提肌、尾骨肌及其上、下面的筋膜组成），呈漏斗状封闭骨盆下口。

盆膈下方呈锥形的腔隙为坐骨肛门窝，观察其境界（前界为尿生殖膈后缘，后界为臀大肌下缘，内侧壁为肛提肌及盆膈下筋膜，外侧壁为闭孔内肌及其筋膜）及其内容（阴部管，通过阴部内血管和阴部神经）。

（5）尿生殖膈

在盆部经尿道（阴道）冠状切标本上，结合 3D 解剖学教学软件观察**尿生殖膈**（由会阴深横肌、尿道括约肌及其上、下面的筋膜组成），呈横位封闭盆膈裂孔。比较盆膈与尿生殖膈的异同点，理解其临床意义。

查看会阴深横肌，其上、下筋膜间的腔隙即会阴深隙，间隙内除会阴深横肌外，有尿道膜部、尿道括约肌、尿道球腺等结构。尿生殖膈下筋膜下方覆盖有膜性的浅筋膜，即会阴浅筋膜，此两层筋膜之间为会阴浅隙，向前开放，内有阴茎根（男性）、阴蒂脚（女性）、前庭球和前庭大腺等结构。

【注意事项】

①实习时切忌用锐利器械翻动腹膜及腹膜形成的结构，如小网膜、小肠系膜根等。

②探查腹膜形成的主要结构时，可根据位置寻找、辨认。以寻找小网膜为例，可在腹膜整体标本上轻轻地将肝向上推移，暴露其下方的胃，再向下牵拉胃便可见到两者之间的小网膜。同理，根据位置可以寻找和辨认腹膜形成的韧带、肠系膜、网膜囊和网膜孔。

③会阴部区域狭小，结构复杂，重点掌握会阴的概念、区分。由于标本有限，应结合图谱、教材和数字化模型学习。

【知识拓展与临床联系】

1. 腹膜透析

腹膜具有半透膜性质，间皮类似于血管内皮，允许离子和小分子物质通过。成年人腹膜的表面积大，约 1.4 m^2（80% 为脏腹膜），且毛细血管丰富。因此，临床上常利用腹膜作为透析膜，将透析液灌入腹膜腔，腹膜毛细血管腔内的血液与透析液进行物质交换，从而达到清除体内代谢产物和毒物，纠正水电解质、酸碱平衡失调的目的。常用于急性或慢性肾衰竭患者的治疗。

2. 产科会阴裂伤

产科分娩过程中，在胎头即将娩出时，阴道口及周围组织由于胎头持续下降而受到压迫，可见局部膨起变薄甚至发亮，此时若未能有效保护或切开此处的软组织结构，会阴则可能撕裂。临床上将会阴撕裂的程度进行分级：Ⅰ度，伤及会阴部皮肤、黏膜；Ⅱ度，伤及会阴部肌肉，但无肛门外括约肌损伤；Ⅲ度，有肛门外括约肌复合损伤，直肠黏膜尚完整；Ⅳ度，伤及肛门内、外括约肌以及直肠黏膜。

【思考与练习】

1. 腹膜腔积液需要诊断性穿刺，应在何处穿刺？
2. 男性、女性的腹膜腔有何区别？
3. 何为产科会阴？分娩时助产士如何保护产科会阴？

（胡　明）

实验十一　脉管系统总论、心

【实验目的】

1. 掌握

①心血管系统的组成，体循环和肺循环的概念。

②心的位置、外形和各心腔的形态、结构。

③心传导系统的组成、位置和功能。

④左、右冠状动脉的起始、经行、重要分支及其分布区域；冠状窦的位置与开口。

⑤心包的构成及心包腔。

2. 了解

①动脉、静脉和毛细血管的结构特点；血管吻合和侧支循环的概念。

②心壁的构造及纤维骨骼，心间隔的形态结构及其缺损的常见部位。

③心的静脉。

④心包横窦和心包斜窦的位置及临床意义。

⑤心的淋巴回流和神经支配。

⑥心脏的体表投影。

【实验材料】

①"脉管系统(心脏)"教学录像、挂图。

② 3D 解剖学教学软件："中国数字人"(电脑版)。

③心的模型。

④标本。手摸标本：脉管系统的整尸标本(心包打开，显示心的位置、外形)；带有大血管的离体心脏标本；显示心血管和心肌的离体心脏标本；开窗心脏标本(显示心腔的结构)；心脏冠状切面标本；心脏切面标本(去心房)。装缸标本：整尸心血管铸型标本；碘染色的牛心腔标本；心脏血管铸型标本。

【实验内容与方法】

1. 观看"脉管系统(心脏)"教学录像

2. 观察标本

结合 3D 解剖学教学软件"中国数字人"，观察标本。

(1)脉管系统组成

在整尸和心血管铸型标本上，观察脉管系统的组成，心血管系统和淋巴系统主要器官的位置（图 11 - 1）。

（2）心

1）心的位置、外形及毗邻

在整尸标本上观察**心的位置、外形及毗邻**。心呈倒置的、前后略扁的圆锥形，位于胸腔内中纵隔。约 2/3 位于人体正中面的左侧，1/3 位于正中面的右侧。前方与胸骨体和第 2～6 肋软骨相邻；后方平对第 5～8 胸椎；两侧与纵隔胸膜和肺相邻；上方连接出入心的大血管；下方邻膈。经心尖与心底的长轴与人体正中线呈 45°。

在离体心标本上，观察心的外形。圆锥形的心类似于本人的拳头大小，有一尖、一底、两面、三缘、四沟。**心尖**朝向左前下方（由左心室构成）。**心底**位于右后上部（由左、右心房构成）。两面（**胸肋面**主要由右半心构成，**膈面**主要由左半心构成）、三缘（**左缘**主要由左心室构成，**右缘**主要由右心房构成，**下缘**主要由右心室构成）和四沟（**冠状沟**分隔心房和心室，**前、后室间沟**分隔左、右心室，以及**后房间沟**）。注意左、右心房向前方突出形成的**心耳**，两心耳之间有前方的肺动脉干和后部的升主动脉将冠状沟隔断（思考：为什么没有前房间沟？）。观察位于后房间沟、后室间沟及冠状沟交汇处的**房室交点区**；位于心尖右侧下缘凹陷处的**心尖切迹**（图 11 - 2、图 11 - 3）。

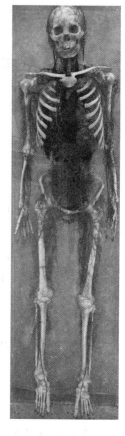

图 11 - 1　脉管系统

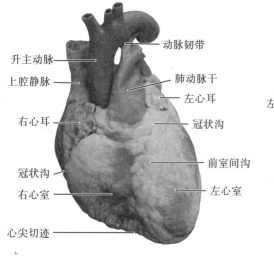

图 11 - 2　心的外形（前面观）

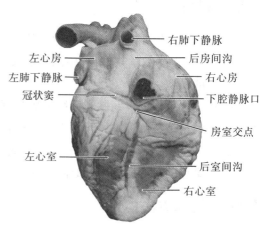

图 11 - 3　心的外形（后下面观）

2）心腔内的结构

利用开窗心腔标本和模型，理解各心腔的空间位置关系，观察心腔内的结构。

右心房：右心房分为前部的**固有心房**和后部的**腔静脉窦**两部分，两者以位于上、下腔静脉入口右侧纵行的**界沟**(内部对应**界嵴**)为分界线。心耳为固有心房向前凸出的部分。在游离开窗心脏标本上，观察右心房壁的结构特点(壁薄，腔静脉窦光滑，固有心房粗糙)。腔静脉窦内有上腔静脉、下腔静脉及冠状窦的入口，观察有无瓣膜及瓣膜的形状；观察固有心房内界嵴和**梳状肌**的形状和关系、房间隔的形态、**卵圆窝**的位置及**右房室口**等结构。注意主动脉窦向右心房凸起形成的**主动脉隆凸**，为施行心导管术的一个标志。观察**Koch 三角**的位置与边界(冠状窦口前内缘、三尖瓣隔侧尖附着缘和Todaro腱)(图 11 -4)。

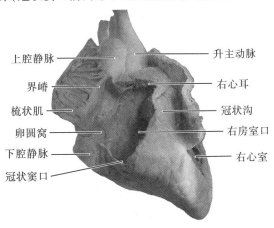

图 11 - 4　右心房内腔

　　右心室：右心室构成心胸肋面的大部，可分为流入道和流出道，流入道内壁粗糙，流出道内壁光滑。在游离开窗心脏标本上，辨认位于二者之间呈弓形的肌性隆起——**室上嵴**。在流入道内壁观察**肉柱**(心室肌增厚凸入心腔的条形隆起)、**隔缘肉柱**(连于室间隔右侧面和前组乳头肌之间的肌性条索)以及**三尖瓣复合体**(三尖瓣环瓣膜 - 腱索 - 乳头肌，**腱索**连于瓣膜和乳头肌之间；有前、后、隔侧尖瓣附着于房室口处的三尖瓣环；前、后、隔侧组**乳头肌**分别位于流入道前、后壁及室间隔右侧面)，理解三尖瓣复合体的概念及作用。流出道又称**动脉圆锥**，在其出口处观察半月形的**肺动脉瓣**、肺动脉窦及半月瓣小结等结构(图 11 -5)。

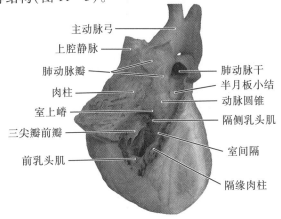

图 11 - 5　右心室内腔

左心房：左心房位于心底的左后方，构成心底的大部，也可分为后部的静脉窦和前部的固有心房，二者之间无明确分界线。在游离开窗心脏标本上，观察固有心房向前突出的**左心耳**、左心房的四个入口（左肺上、下静脉口和右肺上、下静脉口）及一个出口（**左房室口**）。注意观察肺静脉口处有无瓣膜。

左心室：左心室构成心膈面的大部，在游离开窗心脏标本上，观察由二尖瓣前瓣分隔成的流入道和流出道。在粗糙的流入道内壁观察、辨认肉柱、**二尖瓣复合体**（二尖瓣环瓣膜、腱索和乳头肌）。光滑的流出道又称**主动脉前庭**，在其出口处观察半月形的**主动脉瓣**、**主动脉窦**及左、右冠状动脉的开口，体会冠状动脉开口与瓣膜游离缘的位置关系及意义。

3）心的构造

心的构造包括以下两个部分。

①心纤维性支架：又称心纤维骨骼，位于动脉口和房室口周围，由致密结缔组织构成，坚韧而富有弹性，为心肌纤维和瓣膜提供附着点。在去除心房的心脏水平切面标本上，辨认左、右纤维三角，瓣纤维环（肺动脉瓣环、主动脉瓣环、二尖瓣环和三尖瓣环）。**右纤维三角**又被称为**中心纤维体**，位于三尖瓣隔侧瓣、二尖瓣前瓣和主动脉后瓣之间，前宽后窄。**左纤维三角**位于二尖瓣前瓣、主动脉左瓣和后瓣之间。**二尖瓣环**和**三尖瓣环**分别位于左、右房室口处。**肺动脉瓣环**和**主动脉瓣环**前、后排列，二者不在一个平面上。理解上述结构的空间位置、相互延续及功能（图11-6）。

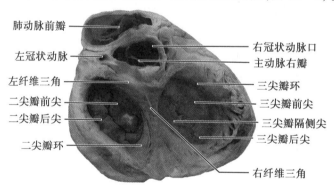

图11-6　心纤维性支架

②心壁：心壁包括游离心壁和心间隔。游离心壁由内向外依次为心内膜、心肌层和心外膜，在经心脏长轴的冠状切面标本上观察之。**心内膜**与大血管根部内膜相延续，注意瓣膜是在房室口和动脉口处由心内膜向心腔内折叠而成，并附着于瓣膜环。**心外膜**即浆膜性心包的脏层，在大血管根部与其壁层相移行。**心肌**有心房肌和心室肌，附着于纤维支架，分别向心房和心室延伸。观察瓣膜、心肌纤维的附着（重点观察左心室肌的层次和纤维方向，理解心尖冲动的方向）（图11-7）。

心间隔位于左、右半心之间，由两层心内膜及其中间的心肌构成，使二者之间互不相通。在沿心长轴所做的冠状切面标本上，辨认**房间隔**（位于左、右心房之间）、**室间隔**（位于左、右心室之间）及**房室隔**。室间隔可分为位于心房和心室交界处的膜部与

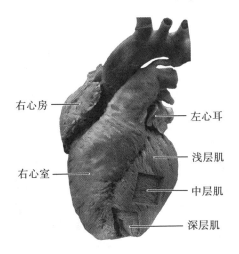

右心房

左心耳

浅层肌

右心室

中层肌

深层肌

图 11 - 7　心肌

下方肥厚的肌部，而膜部可被其右侧面的三尖瓣隔侧瓣分为后上部的房室部（位于右心房和左心室之间）和前下方的室间部。房室隔为房间隔和室间隔之间的过渡、重叠区域。仔细触摸心间隔的薄弱区并透过光线观察之（房间隔的卵圆窝及室间隔膜部）。讨论房间隔缺损或室间隔缺损的解剖学基础及异常血流动力学变化（图 11 - 8）。

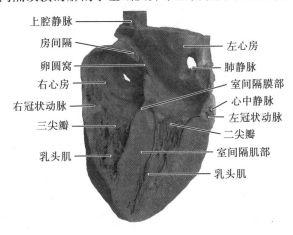

上腔静脉

房间隔

左心房

卵圆窝

肺静脉

右心房

室间隔膜部

右冠状动脉

心中静脉

三尖瓣

左冠状动脉

乳头肌

二尖瓣

室间隔肌部

乳头肌

图 11 - 8　心间隔

4）心传导系

心传导系由特殊分化的心肌细胞构成，具有产生并传导兴奋的特殊功能。依据兴奋性的不同，此类心肌细胞聚集形成**窦房结**、**房室结**、**房室束**和**左、右束支**，最后经**浦肯野纤维**与普通心肌细胞相连。在心脏模型上，定位窦房结和房室结的概要位置。窦房结位于上腔静脉与右心耳交界处的心外膜深面，房室结位于房间隔右侧面卵圆窝前下方的心内膜深面。房室束起始于房室结，经室间隔膜部后部下行至肌部分为左、右束支，右束支经室间隔右侧心内膜深面进而经隔缘肉柱至前组乳头肌扩散，左束支经室间隔左侧心内膜深面至心尖处扩散。在装缸标本上观察窦房结、房室结、房室束及左、右束支，在碘染色的牛心腔标本上，观察 Purkinje 纤维网（图 11 - 9）。

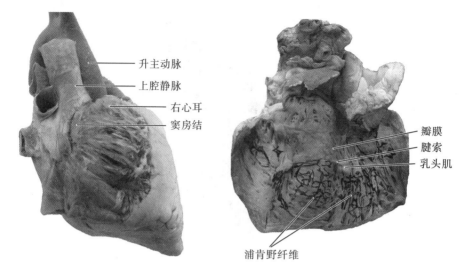

图 11-9　心传导系

5）心的血管

心的血管包括动脉和静脉。

心的动脉：因其主干走行于冠状沟内，故称为**冠状动脉**。有左、右冠状动脉，分别起始于主动脉左、右窦。在离体心（剔除冠状沟、室间沟的脂肪，暴露走行于其内的血管）及心脏血管铸型标本上，观察左、右冠状动脉的发出部位、走行及主要分支（图11-10、图11-11）。**右冠状动脉**经右心耳和肺动脉干之间进入冠状沟，向右走行并转折至膈面，其终末支沿后室间沟下行，称为**后室间支**（动脉），沿途其他主要分支有窦房结动脉、**右缘支**和**左室后支**。左冠状动脉经左心耳和肺动脉干之间进入冠状沟，向左走行并转折至膈面，其主要分支有**前室间支**（动脉）沿前室间沟下行分布于邻近结构，**左旋支**至左室的侧面及后面。

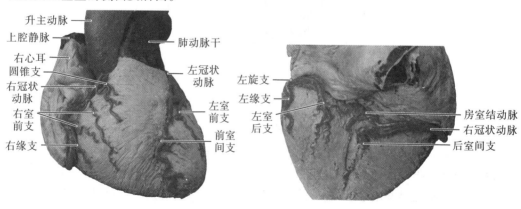

图 11-10　心的动脉（前面观）　　　　　　图 11-11　心的动脉（后面观）

心的静脉：心的大部分静脉血经冠状窦回流，通过冠状窦口入右心房。在离体心脏标本上，观察位于冠状沟左后部的**冠状窦**以及其属支心大、心中、心小静脉。**心大静脉**位于前室间沟，与前室间动脉伴行进入冠状沟后部。**心中静脉**位于后室间沟，与后室间动脉伴行至冠状沟后部。**心小静脉**来源于心的右缘，进入冠状沟后部。观察起自右心室前壁，越过冠状沟直接入右心房的心前静脉（图 11 - 12）。另外，极少量的静脉血经心最小静脉回流入各个心腔。

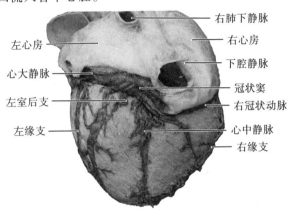

图 11 - 12　心的静脉

6）心包

心包是包裹心和出入心的大血管根部的圆锥形纤维浆膜囊，分为外层的**纤维心包**和内层的**浆膜心包**，浆膜心包分为壁层（衬于纤维心包内面）和脏层（位于心的外面），二者在大血管根部相移行。在整尸并具有完整心包的标本上，观察纤维心包及其与大血管外膜的移行。于打开心包的标本上，观察浆膜心包及由浆膜心包脏、壁两层移行形成的**心包腔**。理解心包窦的概念。探查心包横窦、斜窦及前下窦的位置与边界，理解其临床意义。

在心包腔内，位于浆膜心包脏、壁两层反折处的间隙，称心包窦。**心包横窦**为心包腔在主动脉、肺动脉后方与上腔静脉、左心房前壁前方的间隙。**心包斜窦**位于左心房后壁，左、右肺静脉，下腔静脉与心包后壁之间的间隙。

【注意事项】

①在完整尸体标本上观察心脏的位置时，可引导学生用手在胸前壁去触摸感受自己心脏的跳动，最明显处即为心尖部的体表投影。

②利用离体的心脏标本和模型观察心脏的表面形态时，一定要把心脏标本放在解剖学方位上进行观察。心腔形态、结构复杂，必须结合教材、图谱及数字解剖系统进行观察，并且还要密切联系其功能进行学习，这样才较容易理解和记忆。

③轻拿轻放标本，在观察心腔内结构时避免人为撕扯心脏标本。

【知识拓展与临床联系】

1. 右位心

右位心是胚胎发育过程中内脏反位的表现。内脏反位是一种少见的先天性畸形，有全内脏反位和部分内脏反位两种类型。全内脏反位相对多见，其是一种极为少见的人体内脏解剖变异，系指心、肺、横膈、肝、脾、胃、肠等全部内脏的位置呈180°反位，左右完全颠倒，即所谓的"镜中人"。此时心的位置偏于正中线右侧，心尖指向右下方，心房和心室与大血管的关系正常，但位置倒转，无血流动力学的改变。发生全内脏反位时，器官功能往往正常，多半是在无意中或体检时发现。引起内脏反位的原因多认为与家庭遗传有关，染色体结构的畸变可能为导致内脏反位的基本原因。

2. 心脏骤停与急救

心脏骤停是指心脏射血功能的突然停止，大动脉搏动与心音消失，重要器官（如脑）严重缺血、缺氧，导致生命终止（猝死）的疾病。心脏骤停患者的院外急救措施为就地心肺复苏。将患者头后仰，抬高下颌，清除口腔内异物；胸外心脏按压：患者背置地面或垫硬板，术者双掌重叠，双肘伸直，用肩部力量以掌根垂直按压患者胸骨中、下 1/3 交界处，使胸骨下段下陷 4 cm 左右，频率 70 ~ 80 次/分；口对口人工呼吸，使患者胸部隆起为有效，每分钟 12 ~ 16 次，人工呼吸与胸外心脏按压以 1:5 或 2:10 的频率交替施行。

3. 冠心病与心脏搭桥

冠心病为冠状动脉粥样硬化性心脏病的简称，是心的冠状动脉发生动脉粥样硬化病变而引起血管狭窄或阻塞，造成心肌缺血、缺氧或坏死的疾病，主要表现为心绞痛（心前区疼痛，多为发作性绞痛或压榨痛，也可为憋闷感）和心肌梗死。心电图是诊断冠心病最简便、常用的方法，尤其是患者症状发作时。冠心病可采取保守的药物治疗及手术治疗（支架植入和冠脉旁路移植）。心脏搭桥即为行冠状动脉旁路移植术，常用的血管移植物有胸廓内动脉、大隐静脉、桡动脉、胃网膜右动脉、腹壁下动脉和小隐静脉等。

4. 心脏移植术

心脏移植术是治疗终末期心脏病的有效方法。通常采用同种异体原位移植，经典的方法为心房吻合法，即切除受体心时保留左、右心房后壁，供体心左心房沿肺静脉开口剪开，右心房后壁自下腔静脉向上剪开，应用连续缝合法先完成供体和受体左心房的吻合，其次为右心房吻合，然后为主动脉的吻合，最后为肺动脉的吻合。也可采用腔静脉吻合法，即将供体的左心房和受体的左心房吻合，供体的上、下腔静脉分别和受体的上、下腔静脉吻合，主动脉和肺动脉的吻合方法与经典方法相同，此法可降低术后心房纤颤和三尖瓣反流的发生率。

5. 房间隔缺损

房间隔缺损为临床上常见的先天性心脏畸形，是原始房间隔在胚胎发育过程中出现异常，致左、右心房之间遗留孔隙所致。房间隔缺损可单独发生，也可与其他类型的心血管畸形并存，女性多见，男女之比约为1:3。由于心房水平存在分流，可引起相应的血流动力学异常。1 岁以上的继发孔型房间隔缺损罕有自发性闭合者。对于无症状的患儿，如缺损小于 5 mm，可以观察；如有右心房、右心室增大一般主张在学龄前进行手术修补。

【思考与练习】

1. 心脏内部保证血液单向流动的结构有哪些？
2. 患先天性房间隔缺损的患者，血液循环会出现什么异常？
3. 冠心病发生的结构基础是什么，可以用什么方法来治疗？
4. 心脏保持正常节律的结构基础是什么？什么是传导阻滞？
5. 心尖的体表投影点在何处？

（李月英）

实验十二　动　脉

【实验目的】

1. 掌握

①主动脉的起止、行径及其分部；升主动脉、主动脉弓的起止、位置和分支。

②左、右颈总动脉的起始、位置和行径；颈动脉窦和颈动脉小球的位置与功能；颈外动脉主要分支的行径和分布。

③锁骨下动脉、腋动脉、肱动脉、桡动脉和尺动脉的起止、行径和分支分布。

④胸主动脉的起止和行径；肋间后动脉的行径和分布；支气管动脉和食管动脉的行径。

⑤腹主动脉的起止、行径和分支；腹腔干、肠系膜上动脉、肠系膜下动脉的行径、分支和分布；肾动脉、睾丸动脉或卵巢动脉的行径和分布。

⑥髂总动脉的起止和行径。

⑦子宫动脉的行径和分布。

⑧髂外动脉、股动脉、腘动脉、胫前动脉、胫后动脉和足背动脉的起止、行径和分布。

2. 了解

①动脉在整个人体中的分布规律和器官内血管的配布规律。

②肺动脉干及其分支的行径；动脉韧带的位置。

③颈总动脉的体表投影。

④锁骨下动脉、腋动脉、肱动脉、桡动脉和尺动脉的体表投影；掌浅弓和掌深弓的组成、分布和体表投影。

⑤膈下动脉、腰动脉和肾上腺中动脉的分布。

⑥髂内动脉分支的分布概况。

⑦腹壁下动脉，腓动脉，足底内、外侧动脉的行径；股动脉的体表投影；股深动脉的行径和分布；足底动脉弓的组成。

⑧头、颈、四肢动脉的搏动点及常用止血点(如颞浅、面、颈总、锁骨下、肱、桡、股和足背动脉)。

【实验材料】

①"脉管系统(动脉)"教学录像、挂图。

②3D解剖学教学软件："中国数字人"(电脑版)、3D body(手机版)。

③标本：心血管整尸及铸型标本，各局部动脉装缸标本，动脉铸型标本。

【实验内容与方法】

1. 观看"脉管系统(动脉)"教学录像
2. 观察肺循环动脉

在打开胸前壁的整尸标本上，观察**肺动脉干**从右心室发出后向左上斜行至主动脉弓下方分为**左、右肺动脉**，注意在肺动脉干分叉处和主动脉弓下缘之间有**动脉韧带**(由胚胎时期**动脉导管**闭锁而成)(图 11 – 1)。

3. 观察体循环动脉

(1)主动脉

结合"中国数字人"虚拟解剖系统及心血管整尸标本，观察主动脉的行程及分部。**主动脉**起始于左心室，于上腔静脉与肺动脉干之间向右前上方斜行至第 2 胸肋关节处，移行为**升主动脉**，然后弓形弯向左后方至第 4 胸椎水平(为**主动脉弓**)，继而转折沿脊柱左前方下行(为**降主动脉**)，探查其穿膈至第 4 腰椎高度分为左、右**髂总动脉**。降主动脉以膈(第 12 胸椎水平的主动脉裂孔)为界分为**胸主动脉**和**腹主动脉**。辨认主动脉各部(重点为主动脉弓)的重要分支：升主动脉(左、右冠状动脉，学习心脏时已观察)、主动脉弓(**头臂干、左颈总动脉、左锁骨下动脉**，从左至右起始于动脉弓的凸侧)(图12 –1)。注意观察在左颈总动脉和左锁骨下动脉之间有无一较小的分支(左椎动脉)。

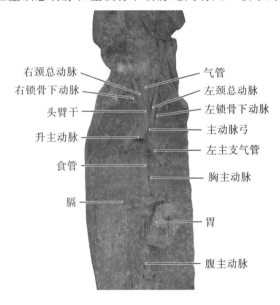

右颈总动脉
右锁骨下动脉
头臂干
升主动脉
食管
膈

气管
左颈总动脉
左锁骨下动脉
主动脉弓
左主支气管
胸主动脉
胃
腹主动脉

图 12 – 1　主动脉

(2)头颈部动脉

在整尸标本上，观察颈总动脉、颈内动脉及颈外动脉的起止与经行。两侧**颈总动脉**起始部位不同(右侧于胸锁关节后方起始于头臂干，左侧直接起始于主动脉弓)，二者均经胸锁乳突肌深面上行，约在甲状软骨上缘水平分为颈内、外动脉。注意在颈总动脉分叉处寻找**颈动脉窦**及**颈动脉小球**(颈动脉窦是颈总动脉末端及颈内动脉起始处的膨大，为压力感受器，外观可见；而颈动脉小球为连接于颈总动脉分叉处内壁后部的扁椭圆形小体，为化学感受器）。**颈内动脉**在颈部无分支，直达颅底；**颈外动脉**上行至面侧区穿腮腺分为两大终末支，即**颞浅动脉**和**上颌动脉**。颈外动脉在颈部的分支主要有**甲状腺上动脉**（起始于分叉处下行）、**舌动脉**（于舌骨大角高度发出至口腔底）、**面动脉**（经下颌下腺深面、下颌底咬肌前缘至面部）、**枕动脉**、**耳后动脉**。根据各动脉的名称及分布观察辨认，注意各分支起始或行径的定位标志（图 12 - 2）。

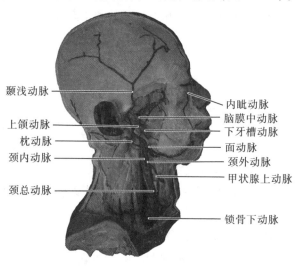

图 12 - 2　头颈部动脉

（3）上肢动脉

在整尸标本上，观察上肢动脉主干（锁骨下动脉、腋动脉、肱动脉、尺动脉和桡动脉）的位置与走行，注意各动脉的分界标志。两侧**锁骨下动脉**的来源不同（右侧起始于头臂干，左侧起始于主动脉弓），出胸廓上口后于第 1 肋外缘处移行为腋动脉。**腋动脉**进入腋窝至臂部，在背阔肌或大圆肌下缘处移行为肱动脉。**肱动脉**下行于肱二头肌内侧沟继而到达肘窝，在桡骨颈高度分为**尺动脉**、**桡动脉**（图 12 - 3）。辨认锁骨下动脉的分段（以前斜角肌为界分为 3 段）及第一段主要分支（**椎动脉**、**甲状颈干**及**胸廓内动脉**）（图 12 - 4），腋动脉的分段（以胸小肌为界分为 3 段）及主要分支（第二段分支有**胸外侧动脉**、**胸肩峰动脉**，第三段有**肩胛下动脉**、**旋肱前动脉**和**旋肱后动脉**），肱动脉在臂部的主要分支——**肱深动脉**（起于上部，至臂后部行于桡神经沟内），在肘窝和前臂观察**尺动脉**和**桡动脉**的经行及其分支。理解各动脉分支的供血范围。观察**掌浅弓**（图 12 - 5）和**掌深弓**的形成，理解其临床意义。在活体上触摸桡动脉的搏动，体会中医临床切脉的位置。

（4）胸部动脉

在整尸标本上，观察胸主动脉的起止及经行。**胸主动脉**起始于第 4 胸椎高度，与主动脉弓相移行，经脊柱左前方下行穿过膈肌主动脉裂孔，移行于腹主动脉。胸主动脉的分支有两类，即壁支和脏支。观察从动脉两侧壁成对发出的九对**肋间后动脉**和一对**肋下动脉**（分别经第 3 ~ 11 肋间隙，及第 12 肋下方前行，分布于胸腹壁），注意肋间后动脉在肋间隙的走行。观察胸主动脉的脏支，即支气管动脉和食管动脉。**支气管动脉**分布于气管下段和支气管，并随支气管进入肺。**食管动脉**有数支，入食管壁内（图12 - 6）。

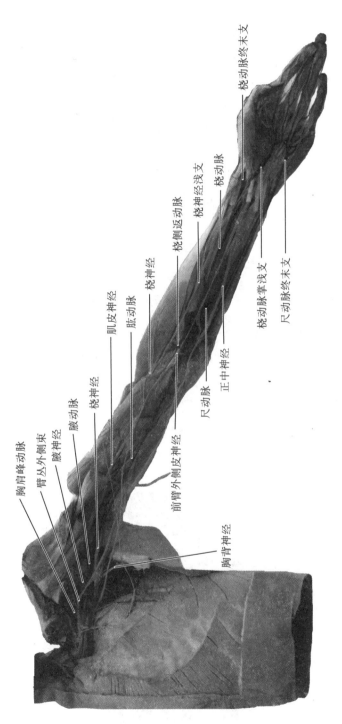

胸肩峰动脉

臂丛外侧束

腋神经

腋动脉

桡神经

肌皮神经

肱动脉

桡神经

桡侧返动脉

桡神经浅支

桡动脉

前臂外侧皮神经

尺动脉

正中神经

桡动脉终末支

桡动脉掌浅支

尺动脉终末支

胸背神经

图12-3 上肢动脉和神经

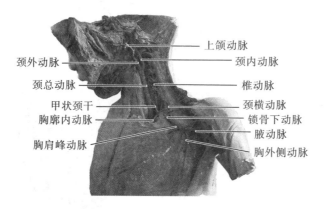

图 12 - 4　锁骨下动脉

上颌动脉
颈外动脉
颈内动脉
颈总动脉
椎动脉
甲状颈干
颈横动脉
胸廓内动脉
锁骨下动脉
腋动脉
胸肩峰动脉
胸外侧动脉

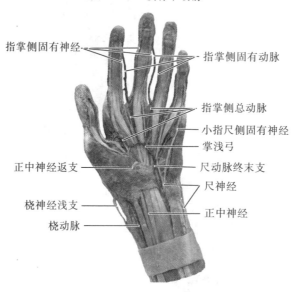

图 12 - 5　掌浅弓

指掌侧固有神经
指掌侧固有动脉
指掌侧总动脉
小指尺侧固有神经
掌浅弓
正中神经返支
尺动脉终末支
尺神经
桡神经浅支
正中神经
桡动脉

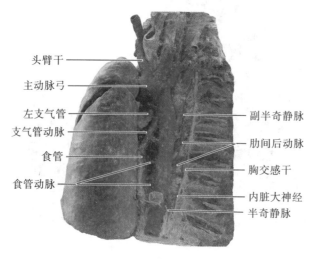

图 12 - 6　胸主动脉

头臂干
主动脉弓
左支气管
副半奇静脉
支气管动脉
肋间后动脉
食管
胸交感干
食管动脉
内脏大神经
半奇静脉

（5）腹部动脉

在整尸标本及装缸标本上，观察腹主动脉的起止、行径及分支。**腹主动脉**在膈肌主动脉裂孔处由胸主动脉延续而成，经脊柱前方下行至第 4 腰椎高度分为左、右髂总动脉，在其分叉处下方，有**骶正中动脉**发出。其壁支有成对的**膈下动脉**和**腰动脉**（4～5对），分布于膈和腹后壁。膈下动脉起始位置较高，在整尸标本上不易观察，可通过装缸标本进行观察（图 12－7）。

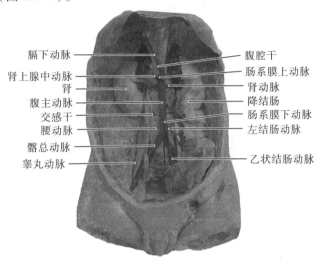

图 12－7　腹主动脉及其分支

腹主动脉的脏支有两类：成对的和单一的。成对的脏支包括**肾动脉**（粗大，约起始于第 1 腰椎高度）、**肾上腺中动脉**（位于肾动脉上方）、**卵巢**或**睾丸动脉**，注意观察生殖腺动脉（睾丸或卵巢动脉）的走行以及肾上腺 3 个动脉的不同来源（图 12－7）。单一的脏支包括腹腔干、肠系膜上动脉和肠系膜下动脉，共同营养胃肠道及肝、胆囊和脾。将肝向上推起，在打开的小网膜后方寻找自腹主动脉前壁发出的腹腔动脉（第 12 胸椎高度），主干很短。仔细辨认**腹腔干**（腹腔动脉）的 3 大分支（**胃左动脉**、**肝总动脉**、**脾动脉**）及其走行，观察它们的分支及供血范围（图 12－8）；或查看胃大、小弯处的动脉，并追踪其来源，亦可达到学习目的。查看位于小肠系膜内的**肠系膜上动脉**（约起始于第 1 腰椎高度，经胰与十二指肠水平部之间进入小肠系膜，主干沿系膜根至回盲部，

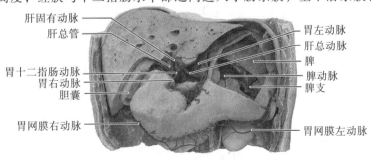

图 12－8　腹腔干的分支

分支主要营养空回肠、阑尾、盲肠、升结肠和横结肠)(图 12 - 9)和位于乙状结肠系膜内的**肠系膜下动脉**(约起始于第 3 腰椎高度,行向左下方至乙状结肠系膜内,分支营养降结肠、乙状结肠和直肠上段)(图 12 - 7、图 12 - 9),观察辨认其分支,注意各分支之间在到达肠壁之前形成的血管吻合及动脉弓的特点,注意观察**阑尾动脉**的走行。

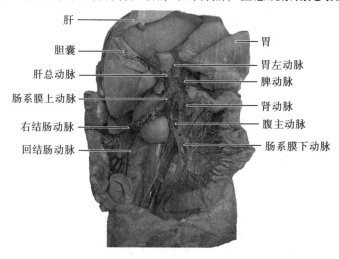

肝
胆囊
肝总动脉
肠系膜上动脉
右结肠动脉
回结肠动脉

胃
胃左动脉
脾动脉
肾动脉
腹主动脉
肠系膜下动脉

图 12 - 9　肠系膜上动脉

(6)盆会阴部动脉

在男、女性盆会阴正中矢状切标本上,观察髂内动脉的走行。**髂内动脉**由髂总动脉在骶髂关节处发出,分为前、后两个分支分布于盆会阴部。查看其壁支,有**闭孔动脉**、**臀上动脉**、**臀下动脉**、髂腰动脉和骶外侧动脉,分布于腰骶部、臀部、盆侧壁和股内侧;脏支有**脐动脉**、膀胱下动脉、**子宫动脉**(输精管动脉)、直肠下动脉及阴部内动脉,分布于盆腔和会阴部脏器。注意查看脐动脉在分出膀胱上动脉后远端逐渐闭锁。注意观察壁支与闭膜管和梨状肌上、下孔的关系,在女性盆腔中注意观察子宫动脉与输尿管的关系(图 12 - 10)。

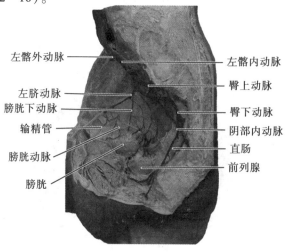

左髂外动脉
左脐动脉
膀胱下动脉
输精管
膀胱动脉
膀胱

左髂内动脉
臀上动脉
臀下动脉
阴部内动脉
直肠
前列腺

图 12 - 10　盆会阴动脉

（7）下肢动脉

在整尸及下肢血管铸型标本上，观察下肢动脉主干（髂外动脉、股动脉、腘动脉、胫前动脉和胫后动脉）的位置与经行，注意各动脉的分界标志。**髂外动脉**在骶髂关节处续于髂总动脉，行向外下方经腹股沟韧带中点处入股部，移行为股动脉。**股动脉**（图12-11）在股前内侧区下行，经收肌腱裂孔入腘窝移行为腘动脉。**腘动脉**紧贴膝关节后部下行，至腘肌下缘分为胫前和胫后动脉。**胫前动脉**穿小腿骨间膜至小腿前面下行至踝关节前方，移行为**足背动脉**。**胫后动脉**在小腿后面下行，经内踝与跟结节之间到达足底。查看髂外动脉、股动脉及胫后动脉的主要分支：腹壁下动脉、旋髂深动脉、股深动脉、腓动脉和足底内、外侧动脉。理解各动脉主干及分支的供血范围。在活体上触摸股动脉及足背动脉的搏动，体会其体表投影点的位置及临床意义（图12-11、图12-12）。

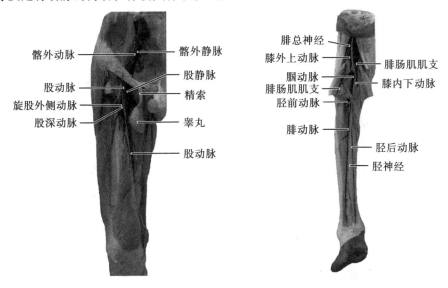

图 12-11　股动脉　　　　　图 12-12　腘窝和小腿后面的血管神经

4. 小结

结合自身，在体表触摸明显的动脉搏动，复习总结身体各大局部动脉的走行及主要分支的分布。

【注意事项】

①注意在标本上正确区分动、静脉。动脉管壁厚，管径小，有弹性。静脉管壁薄，管径大，无弹性。注：大部分装缸标本动脉内注有红色的乳胶，已凝固。动脉标本极易脱水干燥，在实习过程中一定要注意对非观察区域进行及时遮盖以保湿，爱护标本，实习完毕后务必将尸体包裹好。

②观察时动作要轻巧，不要用力牵拉，以免扯断动脉。观察后要将动脉放回原解剖位置。

③实习过程中需将标本、教材、图谱、3D教学软件有机结合，互为补充，并尽可能与自身相联系（如活体触摸动脉搏动点），做到理论与实际相结合。

【知识拓展与临床联系】

1. 血压正常值及测量方法

我们日常所说的血压指的是动脉血压，即主动脉内流动的血液对单位面积管壁的侧压力。由于从主动脉至中型动脉血压下降很小，故常用在上臂测得的肱动脉血压代表之。在安静状态下，健康成人的血压正常值为 100～120/60～80 mmHg（收缩压/舒张压），临床上认为如果收缩压≥140 mmHg 或舒张压≥90 mmHg，则为高血压。血压的测量有直接法和间接法。间接测量法即袖带加压法，即以血压计通过听诊法间接测量肱动脉的收缩压和舒张压。测量血压时，要求上臂中点与心脏位于同一水平面。

2. 心导管术

心导管术是自周围血管插入导管至心腔或大血管进行诊断和治疗的技术。心导管的插入一般经皮血管穿刺。冠状动脉支架植入术常经过桡动脉或股动脉进入。经左侧桡动脉支架植入：桡动脉→肱动脉→腋动脉→锁骨下动脉→主动脉弓→升主动脉→冠状动脉口，支架植入目标血管；经股动脉支架植入：股动脉→髂外动脉→髂总动脉→腹主动脉→胸主动脉→主动脉弓→升主动脉→冠状动脉口，支架植入目标血管。

3. 血栓闭塞性脉管炎

血栓闭塞性脉管炎是一种少见的、慢性复发性中、小动脉的节段性炎性疾病。目前认为本病是由于小动脉痉挛和血栓形成造成闭塞，致使局部缺血导致。多发于下肢，表现为患肢缺血、发作性疼痛、间歇性跛行、足背动脉搏动减弱或消失，严重者有肢端溃疡和坏死。吸烟与本病的经过和预后关系密切。一般根据患者肢体的临床症状和体征即可诊断。药物治疗无效时（止痛、抗感染），需采取手术治疗。

4. 动脉瘤

动脉瘤是由于动脉壁的病变或损伤，形成的动脉壁局限性或弥漫性扩张或膨出，以膨胀性、搏动性肿块为主要表现，可以发生在动脉系统的任何部位，尤以肢体主干动脉、主动脉和颈动脉较为常见。动脉瘤压迫周围神经或破裂时出现剧烈疼痛，瘤腔内血栓或斑块脱落可致远端动脉栓塞，导致肢体、器官缺血或坏死等。彩色多普勒超声检查可以明确有无动脉瘤、瘤的部位和大小。主要治疗手段为动脉瘤切除、动脉重建。

【思考与练习】

1. 什么是动脉？动脉里流的都是动脉血吗？

2. 在体表可触摸到哪些动脉的搏动？哪些部位的动脉可以用于压迫止血？

3. 胸壁、腹壁的动脉来源有哪些？甲状腺、肾上腺、胃、结肠的动脉分别来自于哪些动脉？

（李月英）

实验十三　静　脉

【实验目的】

1. 掌握

①体循环静脉系的组成及静脉的配布特点。

②上腔静脉的组成、起止、行径和收容范围；头臂(无名)静脉的组成和行径；静脉角的概念及意义。

③颈内静脉的起止、行径和主要属支；颈外静脉起止、行径。

④头静脉、贵要静脉、肘正中静脉的行径及注入部位。

⑤奇静脉的起止、行径、注入部位及收容范围。

⑥下腔静脉系的组成、行径、主要属支及其收纳范围；肾静脉和睾丸(或卵巢)静脉的行径。

⑦下腔静脉的起止与行径；大隐静脉的起始、行径、注入部位及其属支；小隐静脉的起始、行径和注入部位。

⑧肝门静脉的组成、行径和属支；肝门静脉系的结构特点及与上、下腔静脉系之间的交通部位、侧支循环途径。

2. 了解

①静脉壁的结构特点和特殊静脉(如硬脑膜静脉窦和板障静脉)。

②左、右肺静脉的行径。

③面部静脉的结构特点和颅内、外静脉的交通途径。

④半奇静脉、副半奇静脉的起止和行径。

⑤上、下腔静脉系之间的交通途径。

⑥胎儿血液循环的特殊途径和出生后的变化。

【实验材料】

①"脉管系统(静脉)"教学录像、挂图。

②3D 解剖学教学软件："中国数字人"(电脑版)、3D body(手机版)。

③标本：脉管系统整尸标本，各局部浅、深静脉标本，切开静脉壁(显示静脉瓣)装缸标本。

【实验内容与方法】

1. 观看"脉管系统(静脉)"教学录像

2. 观察肺循环静脉

在整尸和心脏标本上,观察肺上、下静脉注入左心房的静脉窦部。

3. 观察体循环静脉

通过"中国数字人"虚拟解剖系统教学软件,了解体循环静脉的整体分布:由开口于右心房的三个静脉系组成,包括上腔静脉系、下腔静脉系(含肝门静脉系)和心静脉系。

(1)上腔静脉系

上腔静脉系由上腔静脉及其属支构成,收纳头颈、上肢和胸部(除心、肺外)的静脉血。**上腔静脉**由左、右头臂(无名)静脉在右侧第1胸肋关节后方汇合而成,沿升主动脉右侧下行注入右心房,在上腔静脉入右心房前,接受奇静脉注入。**头臂静脉**由颈内静脉和锁骨下静脉在胸锁关节后方汇合而成,汇合处的夹角称为**静脉角**,为淋巴导管的注入部位(图13-1)。

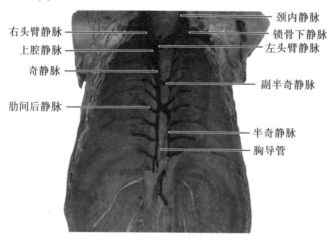

图13-1 上腔静脉系

1)头颈部静脉

浅静脉包括面静脉、颞浅静脉、颈外静脉和颈前静脉,深静脉主要为颈内静脉和锁骨下静脉。在头颈部静脉标本上观察以下结构。

①面静脉:起始于眼内眦处的内眦静脉,行于面动脉的后方,注入颈内静脉。同学们在自身画出面部位于上唇和鼻翼之间的"危险三角"(为什么危险?有什么意义?)。

②翼静脉丛:由与上颌动脉分支伴行的静脉在翼肌周围吻合形成(图13-2),汇合成为上颌静脉。

③颞浅静脉:与颞浅动脉伴行,向下在腮腺内与上颌静脉合成下颌后静脉。

④下颌后静脉:分为前后、两支。后支与耳后静脉、枕静脉汇合成**颈外静脉**向下

行于胸锁乳突肌表面至锁骨下静脉；前支与面静脉汇合共同注入颈内静脉。

　　⑤颈内静脉：自颅底颈静脉孔处由颅内的乙状窦移行而来，沿途收集邻近结构的静脉血，向下与颈内动脉、颈总动脉伴行，于胸锁关节后方汇入头臂静脉(图13-1)。

　　⑥锁骨下静脉：由腋静脉移行而来，接受颈外静脉汇入。

　　⑦静脉角：由颈内静脉与锁骨下静脉汇合形成，寻找注入静脉角的淋巴导管。

　　2)上肢静脉

　　上肢的浅静脉主要有头静脉、贵要静脉和肘正中静脉，深静脉与同名动脉伴行。在血管整尸及游离上肢浅静脉标本上，观察头静脉、贵要静脉及肘正中静脉的起止及经行。**头静脉**和**贵要静脉**分别起始于**手背静脉网**的桡、尺侧，经前壁和肘的外、内侧上行，追踪并查看它们注入深静脉的位置(头静脉注入肱静脉或锁骨下静脉，贵要静脉注入肱静脉或腋静脉)；观察二者之间的交通支(**肘正中静脉**及其与头静脉和贵要静脉的吻合方式，有无前臂正中静脉?)。在上肢深静脉标本上，查看尺静脉、桡静脉、肱静脉、腋静脉、锁骨下静脉与相应动脉的伴行关系，注意观察动、静脉数目是否相同(前臂的深静脉有两条，肱静脉是否也是如此)(图13-3)。

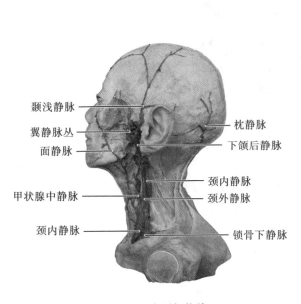

图13-2　头颈部静脉

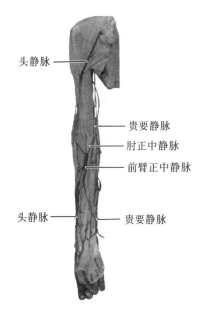

图13-3　上肢浅静脉

　　3)胸部静脉

　　胸部的静脉主要包括上腔静脉、头臂静脉、奇静脉及其属支、椎静脉丛等。**头臂静脉**除收集颈内静脉和锁骨下静脉的血液之外，亦接受椎静脉、甲状腺下静脉和胸廓内静脉的血液。在胸后壁标本上，从前面观察位于脊柱右侧的奇静脉、左侧下部的半奇静脉和左侧上部的副半奇静脉，探查其起始及注入部位，注意观察奇静脉经右侧肺根后方上行继而转折前行注入上腔静脉处。**奇静脉**在右膈脚处起自右腰升静脉，在食管后方上行至第4胸椎高度形成**奇静脉弓**注入上腔静脉，沿途收集右侧肋间后静脉、半奇静脉、副半奇静脉、食管静脉及支气管静脉的血液。**半奇静脉**在左膈脚处起自左腰升静脉，沿途收集左侧下半部的肋间后静脉、副半奇静脉和食管静脉的血液。**副半奇静脉**收集左侧上半部的肋间后静脉和食管静脉的血液。查看垂直下降的右头臂静脉和向右下斜行的左头臂静脉以及汇合而成的上腔静脉，注意观察它们的汇合及注入部位(图 13－1)。

椎静脉丛包括椎外静脉丛和椎内静脉丛，椎内静脉丛位于椎管骨膜和硬脊膜之间，椎外静脉丛位于椎体前方、椎弓及其突起的后方。二者之间相互吻合，无瓣膜，注入附近的椎静脉、肋间后静脉和腰静脉等。

(2)下腔静脉系

下腔静脉系由下腔静脉及其属支组成，收纳下肢、盆会阴及腹部的静脉血。**下腔静脉**由左、右髂总静脉在第 5 腰椎高度处汇合而成，继而沿脊柱右前方腹主动脉右侧上行，穿过膈肌的腔静脉孔注入右心房(图 13－4)。下腔静脉的属支有壁支和脏支两种，多数与同名动脉伴行。

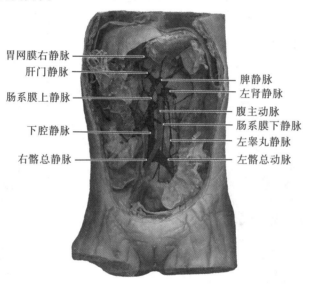

胃网膜右静脉
肝门静脉
肠系膜上静脉
下腔静脉
右髂总静脉

脾静脉
左肾静脉
腹主动脉
肠系膜下静脉
左睾丸静脉
左髂总动脉

图 13－4　腹后壁静脉

1)下肢静脉

下肢的浅静脉有大隐静脉和小隐静脉，深静脉与同名动脉伴行。在血管整尸及下肢浅静脉标本上，于内踝前方寻找恒定经过的**大隐静脉**(图 13－5)，向下沿足内侧缘追踪至**足背静脉弓**，向上观察其行程。在大隐静脉穿隐静脉裂孔注入**股静脉**前，辨认其 5 个主要属支(可根据静脉的方位来区分：**股外侧浅静脉、股内侧浅静脉、腹壁浅静脉、旋髂浅静脉**和**阴部外静脉**)，理解大隐静脉易发生曲张的原因(行程较长、位置表浅)。在外踝后方寻找**小隐静脉**(起始于足背静脉弓的外侧)，经小腿后面注入腘静脉(图13－6)。在下肢深静脉标本上，观察足背静脉，胫前、后静脉的经行，并注意与相应动脉数目的不同(小腿的深静脉与前臂类似，同名动脉有两条静脉伴行)；探查腘静脉、股静脉和髂外静脉的相互延续处。

2）盆会阴部静脉

盆会阴部静脉主要包括髂外静脉、髂内静脉和髂总静脉及其属支。**髂外静脉**是股静脉的直接延续，沿髂外动脉上行至骶髂关节处与髂内静脉汇合成**髂总静脉**。**髂内静脉**的属支与同名动脉伴行，收集盆部和会阴的静脉血。在盆会阴正中矢状切标本上，观察与髂内动脉各分支伴行的髂内静脉属支，注意盆部脏器的静脉在器官壁内或表面先吻合成静脉<u>丛</u>，然后再汇合成相应的静脉，理解形成盆静脉丛的意义。

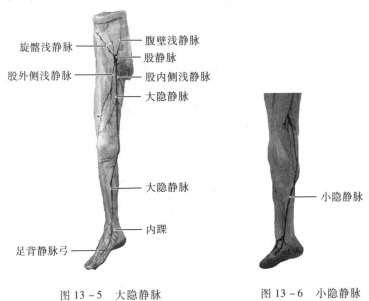

图 13 - 5　大隐静脉　　　　图 13 - 6　小隐静脉

3）腹部静脉

腹部静脉包括下腔静脉和肝门静脉及其属支。在整尸及腹后壁标本上，观察位于脊柱右侧腔大而壁薄的大血管即下腔静脉，由左、右髂总静脉在第 5 腰椎前方汇合而成，向上经肝的腔静脉沟，穿膈注入右心房，收纳腹主动脉供血区域的静脉血。下腔静脉属支的壁支有膈下静脉和腰静脉，各腰静脉之间吻合成纵行的**腰升静脉**，分别与奇静脉和半奇静脉相延续。其脏支有**肝静脉**（左、中、右三支，在第二肝门处入下腔静脉）、**肾静脉**（左侧较长，接受左肾上腺静脉和左侧生殖腺静脉）、右卵巢（睾丸）静脉和右肾上腺静脉，注意观察左**卵巢或睾丸静脉**、左**肾上腺静脉**要先注入左肾静脉后再汇入下腔静脉。查看左侧睾丸静脉的行程及注入肾静脉的角度（图 13 - 4），理解为什么常易发生左侧睾丸静脉曲张？（行程较长，直角注入）。

4）肝门静脉系

由**肝门静脉**及其属支组成，收集腹、盆部消化管、脾、胰和胆囊的静脉血。起始端和末端均为毛细血管，无功能性瓣膜。其属支有脾静脉、肠系膜上静脉、肠系膜下静脉、胃左静脉、胃右静脉、胆囊静脉和附脐静脉。于整尸标本上，在肝十二指肠韧带内探查肝门静脉，观察肝门静脉与肝固有动脉及胆总管的位置关系，向上在肝门处分为左、右支进入肝内。沿肝门静脉向远端追踪，观察其由**脾静脉**和**肠系膜上静脉**汇合的部位（图 13 - 7），此处也可见**肠系膜下静脉**汇入脾静脉或肠系膜上静脉（一般在胰颈后方）。在肝十二指肠韧带下部寻找**胃左、右静脉**汇入处，在上部沿胆囊追踪、寻找**胆囊静脉**及其汇入肝门静脉处。尝试探查肝圆韧带表面较细的**附脐静脉**，查看其通过肝圆韧带裂汇入肝门静脉处。通过"中国数字人"解剖系统及图谱，了解食管静脉丛、直肠静脉丛、脐周静脉网，探寻其通过何种途径实现门－腔静脉吻合，理解门-腔静脉吻合的意义。

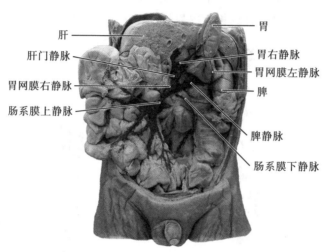

图 13 – 7　肝门静脉

肝门静脉系与上、下腔静脉系之间的交通途径如下。

①通过食管腹段的**食管静脉丛**形成肝门静脉系的胃左静脉与上腔静脉系的奇静脉和半奇静脉之间的交通。

②通过**直肠静脉丛**形成肝门静脉系的直肠上静脉与下腔静脉系的直肠下静脉和肛静脉之间的交通。

③通过**脐周静脉网**形成肝门静脉系的附脐静脉与上腔静脉系的胸腹壁静脉和腹壁上静脉或与下腔静脉系的腹壁浅静脉和腹壁下静脉之间的交通。

④通过椎内、外静脉丛形成腹后壁前面的肝门静脉系的小静脉与上、下腔静脉系的肋间后静脉和腰静脉之间的交通。

【注意事项】

①在观察和实习时需正确地辨认和区分动脉血管与静脉血管。通常静脉管壁比动脉管壁薄、弹性差，易损坏，故观察时切忌用力扯拉。另外，在进行实物标本观察时，静脉血管颜色较深，管腔内通常有血凝块。

②对某一区域来说，动、静脉往往相伴而行。因此，学习完动脉，静脉比较容易学习。但躯体的静脉血管通常分为浅、深两部分，两者之间有大量的交通支相连。浅静脉通常不与动脉伴行，而且变异较大，观察时应特别注意。

③实习结束后注意裹好尸体标本，防止标本干化。

【知识拓展与临床联系】

1. 静脉穿刺

静脉穿刺常用于采血和输液，也可用于中心静脉压的测量和介入治疗。采血一般选取肘正中静脉，输液常选用手背和前臂处的头静脉或者足背及内踝前的大隐静脉，婴幼儿输液可以选择头部的颞浅静脉。如果患者周围浅静脉塌陷，不易穿刺或者需要留置套管针，则需要穿刺深静脉。经常选用的深静脉有股静脉、锁骨下静脉、颈内静脉等。测定中心静脉压时常选用锁骨下静脉，经皮插管进行介入治疗时可选用股静脉。

2. 门静脉高压症

门静脉高压症是一组由门静脉压力持久增高引起的症候群，主要临床表现有：脾大及脾功能亢进、肝功能失代偿和腹水、门腔–侧支循环的形成及消化道出血。本病多见于中年男性，病情发展缓慢。门静脉高压症主要由各种肝硬化引起，少数继发于肝门静脉主干或肝静脉梗阻等。门静脉高压症的治疗首先采取保守对症治疗，疗效不佳时考虑介入和手术治疗。对于终末期肝硬化门静脉高压的患者，如有条件可行肝移植进行治疗。

3. 静脉曲张

静脉曲张是指由于血液淤滞、静脉管壁薄弱等因素，导致的静脉迂曲、扩张。身体多个部位的静脉可发生曲张，最常发生的部位在下肢，如大隐静脉曲张，其主要病因为大隐静脉瓣膜的功能不全。一般临床症状较轻，进展缓慢，多表现为单纯曲张，少数情况可有血栓性静脉炎、静脉溃疡等情况。静脉曲张具有明显的形态特征，通过一般体格检查即可以明确诊断。治疗方法有穿弹力袜、注射硬化剂、手术剥除等。

【思考与练习】

1. 静脉血压低，保证其中血液正常流向的结构和机制有哪些？
2. 何为危险三角？为什么颌面部疾病易导致颅内感染？
3. 上、下肢中有哪些重要的浅静脉？其临床应用及相关的疾病有哪些？
4. 肝门静脉在结构和功能上与其他器官的静脉有何不同？

（李月英）

实验十四　淋巴系统

【实验目的】

1. 掌握

①淋巴系统的组成、各部的结构及配布特点。

②淋巴干的名称、收集范围及注入部位。

③胸导管的起始、行径、注入部位及其收集的范围；右淋巴导管的组成、注入部位及收集范围。

2. 了解

①局部淋巴结的概念；全身淋巴结的分布及回流概况。

②乳房、子宫、肺、食管、胃、肝、直肠等全身主要器官的淋巴回流。

③脾、胸腺的形态和位置。

【实验材料】

①"淋巴系统"教学录像，挂图。

②3D解剖学教学软件："中国数字人"（电脑版）、3D body（手机版）。

③标本：装缸的墨染上、下肢浅淋巴管、胸导管、各部淋巴结标本。

【实验内容与方法】

1. 观看"淋巴系统"教学录像

2. 观察标本结合教学软件"中国数字人"，观察标本

（1）观察淋巴管道

淋巴管道包括毛细淋巴管、淋巴管、淋巴干和淋巴导管。**毛细淋巴管**位于组织间隙，类似于毛细血管，但管壁通透性比毛细血管的大。淋巴管亦有深、浅之分。因为淋巴液无色，所以不能在皮下观察到类似于浅静脉的淋巴管。深淋巴管与血管伴行。身体各大局部淋巴管最终汇集形成9条淋巴干，继而形成2条淋巴导管。

在注射墨汁的装缸示教标本上，观察位于上、下肢皮下呈细线状的浅淋巴管及分布，理解人体各部淋巴管的配布（图14-1）。

结合3D教学软件，学习淋巴干。人体有9条淋巴干，成对的有**颈干**（回流头颈部的淋巴）、**锁骨下干**（回流上肢的淋巴）、**支气管纵隔干**（回流胸部的淋巴）、**腰干**（回流下肢、盆部、腹后壁的淋巴）；单一的为**肠干**（回流腹腔单一脏器的淋巴）。

在显示体腔后壁的标本（图14-2）上，观察胸导管的位置、起止及经行。**胸导管**起

始于第 1 腰椎体前方的乳糜池，经膈肌主动脉裂孔进入胸腔。在胸腔内胸导管位于脊柱前方(胸骨角平面以下偏右侧，胸骨角平面以上偏左)，呈串珠样，出胸廓上口至颈根部注入左静脉角。**乳糜池**由肠干，左、右腰干汇合形成。观察左静脉角处，查看有左颈干、左锁骨下干和左支气管纵隔干汇入较粗的淋巴导管即胸导管处。在右静脉角处，观察由右颈干、右锁骨下干和右支气管纵隔干汇合形成的右淋巴导管。胸导管末端有瓣膜，防止静脉血流入。胸导管引流下肢、盆部、腹部、左上肢、左胸部和左头颈部的淋巴，**右淋巴导管**引流右上肢、右胸部和右头颈部的淋巴。

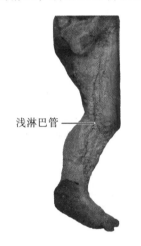

图 14-1　浅淋巴管

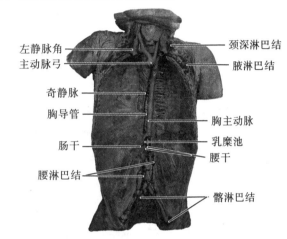

图 14-2　胸导管

注意胸导管管壁菲薄，观察时牵拉极易使其断裂。查看胸导管的收集范围，理解在临床上行胸段食管癌手术时的注意事项及损伤胸导管后的临床表现(如乳糜胸)。

(2)观察淋巴器官

1)胸腺

胸腺位于上纵隔前部，为中枢淋巴器官，具有内分泌功能。在幼儿整尸标本上观察胸腺的形态与分叶，在成人标本上观察被结缔组织替代的胸腺残留物，青春发育期其为两个不对称的长条状结构(见内分泌系统)。对比二者的大小，理解胸腺的功能与年龄的关系。

2)脾

脾位于左季肋区，是人体最大的淋巴器官。在整尸标本上，于左季肋区胃底处观察位于第 9~11 肋间与胃、左肾、胰尾和结肠左曲相邻的脾。在离体脾标本(图 14-3)上，观察脾的形态，可分为膈、脏两面，前、后两端，上、下两缘。重点观察脏面的脾门和上缘的**脾切迹**，理解脾切迹在脾脏触诊时的临床意义。

(3)观察淋巴结

结合挂图及标本，学习淋巴结的形态、结构及配布规律。

体内**淋巴结**数目众多，常以"群居"的形式，分布于局部脏器和血管周围，并因此而命名。在淋巴结模型上，观察其形态及与淋巴管的连接，与淋巴结凸侧相连的是**输入淋巴管**，与凹侧相连的是**输出淋巴管**，探查淋巴结的配布规律，理解其功能及临床意义。

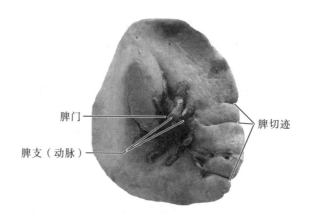

图 14 - 3 脾(脏面)

　　在显示局部淋巴结的装缸标本上，观察头颈部淋巴结(图 14 - 4)、纵隔淋巴结、腹部淋巴结(图 14 - 5)，以及腹股沟处的腹股沟浅淋巴结和腋窝内的腋淋巴结，重点观察这些淋巴结的排列及形态，理解导致这些淋巴结肿大的病变可能来自何处？尤其应对左锁骨上淋巴结、腹股沟淋巴结和腋淋巴结群(图 14 - 4)进行重点观察。

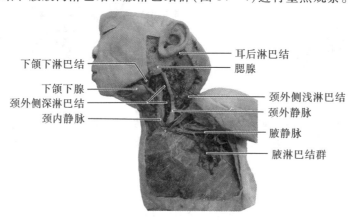

图 14 - 4 头颈部淋巴结

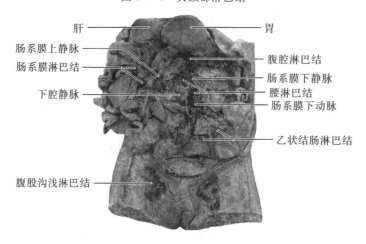

图 14 - 5 腹部淋巴结

【注意事项】

①由于胸导管管壁非常薄，故在查看时动作一定要轻柔，严禁牵拉、撕扯。

②因为在整尸标本上很难显示各局部淋巴结，所以实习过程中需将标本、教材、图谱、3D 教学软件有机结合，互为补充，以利于理解相关知识。

【知识拓展与临床联系】

1. 淋巴细胞与免疫

机体的免疫系统主要由中枢（胸腺和骨髓）及外周淋巴器官（脾、淋巴结、扁桃体等）和淋巴组织及散在的各种淋巴细胞组成。其中淋巴细胞在免疫应答中起中心作用，是执行免疫功能的主要成员。淋巴细胞一般分为 T 细胞、B 细胞、NK 细胞等。中枢淋巴器官是培育淋巴细胞的场所，T 淋巴细胞在胸腺内成熟，B 淋巴细胞在骨髓中形成。周围淋巴器官发生较晚，出生数月后方发育完善，成熟的淋巴细胞定居于周围淋巴器官。淋巴器官也是淋巴细胞对外来抗原产生免疫应答和执行免疫功能的主要场所。

2. 腋淋巴结与乳房淋巴回流

腋淋巴结有五群，外侧淋巴结沿腋静脉远侧端排列。胸肌淋巴结沿胸外侧血管排列。肩胛下淋巴结沿肩胛下血管排列。腋窝中部的是中央淋巴结。尖淋巴结沿腋静脉近侧端排列。乳房的淋巴回流途径，主要向外侧经胸肌淋巴结回流；向深方注入胸大、小肌之间的胸肌间淋巴结；向内侧至胸骨旁淋巴结；向下经膈上淋巴结与肝的淋巴相吻合；浅淋巴管至对侧。乳腺癌多发生于乳房外上象限，因此胸肌淋巴结成为乳腺癌转移的前哨淋巴结。乳癌根治术是乳癌患者首选的治疗方案，切除范围包括患病的乳腺，乳腺周围脂肪组织，胸大、小肌及其筋膜以及腋窝蜂窝组织和淋巴结。

3. 淋巴瘤

淋巴瘤是起源于淋巴系统的恶性肿瘤，好发于淋巴结，也可累及全身其他组织器官。主要表现为无痛性淋巴结肿大，肝、脾大，伴发热、盗汗、消瘦、瘙痒等全身症状。根据瘤细胞分为霍杰金氏病和非霍杰金氏病两类。目前病因不清。一般认为，可能和基因突变、病毒及其他病原体感染、放射线、化学药物、自身免疫病等有关。临床上怀疑淋巴瘤时，可以做淋巴结或其他受累组织或器官的病理切片检查（活检）以确诊。淋巴瘤的治疗方法主要有放疗、化疗、骨髓移植。

【思考与练习】

1. 胸导管的起始、行径和汇入静脉的部位。
2. 淋巴干的名称及收集范围。

（李月英）

实验十五　感觉器官

【实验目的】

1. 掌握

①眼球壁的分层及各层的形态、结构及功能。

②晶状体和玻璃体的形态、位置及作用。

③眼房的概念；房水的产生和循环。

④眼副器：结膜的分部；泪器的组成，泪腺的位置，泪液的引流途径；眼外肌的名称、位置及作用。

⑤前庭蜗器的组成和分部。

⑥外耳道、鼓膜的形态和分部。

⑦鼓室的位置和交通，鼓室壁的构成；咽鼓管的位置、分部及作用；幼儿咽鼓管的特点。

⑧内耳的位置；骨迷路的分部及各部的形态结构，膜迷路的分部和主要感受器的名称和位置。

2. 了解

①眼睑的形态结构；眶脂体和眶筋膜的形态和功能。

②眼的血管：视网膜中央动脉，眼的静脉。

③耳郭的外形；听小骨的名称、连结及作用。

④声波的传导途径。

【实验材料】

①"感觉器"教学录像，挂图。

②3D 解剖学教学软件："中国数字人"(电脑版)、3D body(手机版)。

③模型：眼球，眼外肌；位听器，内耳。

④标本：眼球标本，眼眶水平切标本，眼眶矢状切标本，眼球连眼副器标本，泪器标本(示泪道)眼肌标本。耳标本(含外耳、中耳及内耳)，听小骨板标本，矢状切开的颞骨标本(示中耳)。

【实验内容与方法】

1. 观看"感觉器"教学录像

2. 观察视器模型及标本

(1)眼球

在眼球模型(图15-1)和标本(图15-2)上，观察眼球的前极、后极(即眼球前、后部最突出处)。理解眼轴及视轴:于眼球前、后极之间做一连线为**眼轴**,瞳孔中央至黄斑中央凹的连线为**视轴**。观察视神经的附着部位。

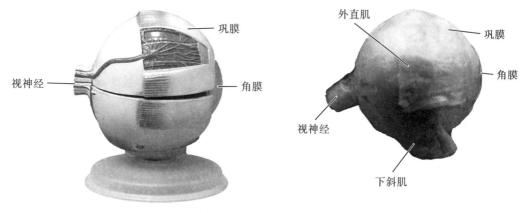

图 15 - 1 眼球模型   图 15 - 2 眼球(侧面观)

(2)眼球壁

在眼球模型(图 15 - 1)上,观察眼球壁的 3 层结构及各层的结构特点。

1)外膜(纤维膜)

外膜分为**角膜**和**巩膜**。在眼球模型上,从表面观察前部较小的无色透明结构即角膜,后部较大呈乳白色的是巩膜。对照活体观察,眼球前部无色透明的为角膜,透过角膜可看到"黑眼仁"(虹膜和瞳孔)。角膜周围的"白眼仁"即巩膜,注意活体仅能观察到巩膜前面的一小部分。在眼球水平切模型上,观察角膜与巩膜交界处呈点状的巩膜静脉窦。

2)中膜(血管膜)

中膜呈棕黑色,从前向后可分为虹膜、睫状体和脉络膜 3 部分。

对照活体观察,在"黑眼仁"的中央为瞳孔。瞳孔周边部虹膜颜色因种族不同而有差异。观察虹膜模型,瞳孔周边部有环行的**瞳孔括约肌**和呈辐射状的**瞳孔开大肌**,理解其对瞳孔缩小和开大的作用。虹膜的后方是呈环形增厚的**睫状体**,在断面呈三角形。睫状体后部较平坦处为**睫状环**。前 1/3 较肥厚,有许多向内突出呈辐射状排列的皱襞,**称为睫状突**,由睫状突发出的睫状小带与晶状体相连。睫状体内的平滑肌称睫状肌,由副交感神经支配,有调节晶状体曲度的作用。**脉络膜**位于睫状体后,为中膜的大部分区域,富含血管和色素,呈棕黑色。理解脉络膜和睫状体的作用。

3)内膜(视网膜)

内膜分为虹膜部、睫状体部和脉络膜部。前两者合称盲部,后者即视部。观察与视神经相连的**视神经盘**(在眼球后极内侧,视神经起始处的圆形区域,有视网膜中央动、静脉穿过),**黄斑**(在视神经盘颞侧 3.5 mm 处,由密集视锥细胞构成的淡黄色小区域),**中央凹**(黄斑中央凹陷,是感光最敏锐的区域)。

(3)眼球内容物

在眼球模型(图 15 - 1)上,观察眼球内容物。在眼球水平切模型上,观察位于角膜和晶状体之间的眼房，可见其被虹膜分为前、后房，二者经瞳孔相通。理解**房水循环的路径及作用**：房水由睫状体产生，进入眼后房，经瞳孔至眼前房，由虹膜角膜角进入巩膜静脉窦入静脉。其为角膜和晶状体提供营养并维持正常的眼内压、屈光。

将呈双凸透镜状的晶状体取出，观察前后面曲度的不同。

将晶状体后面较大的无色透明的玻璃体取出，观察其形状，理解其对视网膜的支撑作用及临床意义。

（4）解剖眼球及观察

①在眼球标本上，观察角膜、巩膜及视神经。

②切开眼球，观察眼球壁：经视神经平面将眼球做水平切开（图15-3），将另一眼球在赤道处，做冠状切（图15-4），观察虹膜、睫状体、脉络膜、视网膜。观察视网膜的颜色及附着情况，可见部分视网膜已游离、脱落。观察、思考脱落的是视网膜的哪一层？观察虹膜的形状和颜色。

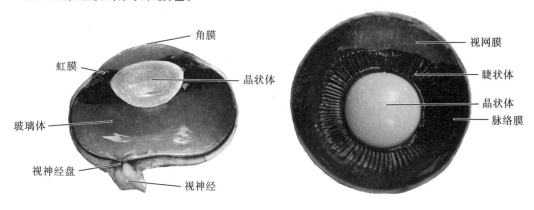

图15-3 眼球切开（水平切）　　　　图15-4 眼球切开（冠状切）

③观察眼球内容物：在切开的眼球中观察，**玻璃体**呈无色透明的胶冻状，其有屈光、支撑视网膜的作用。在玻璃体的前方为**晶状体**，呈双凸透镜状，后面凸度较大，前面凸度较小，无色透明，触摸时富有弹性。理解睫状肌通过牵拉睫状小带改变晶状体的前后径，调节光线折射。

④在眶矢状切标本（图15-5）上，进一步观察眼球的位置和构造。

（5）眼副器

1）眼睑和结膜

在活体上观察眼睑的形状和结构，将眼睑翻起，观察眼睑内面透明的黏膜即**睑结膜**，眼球表面的**球结膜**和睑结膜与球结膜移行处的**结膜穹隆**。

观察眼睑标本，辨认睑板和睑结膜，注意睑板呈半月形，触之较硬，理解临床上"麦粒肿"和"霰粒肿"发生部位的区别。

2）泪腺和泪囊

在泪器标本（图15-6）上观察，位于眼球外上方泪腺窝内的**泪腺**；在眼眶内侧壁观察位于泪囊窝内的**泪囊**，查看其形态及其与上、下泪小管和鼻泪管的关系。理解**泪液的产生、排出途径**（由泪腺产生，经泪腺排泄小管→结膜囊→泪点→泪小管→泪囊→鼻泪管→下鼻道）和作用。

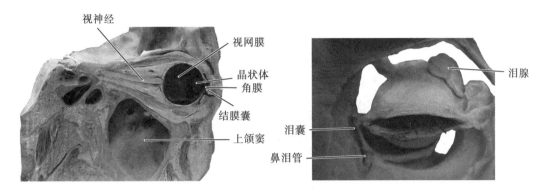

图 15 - 5　眶矢状切　　　　　　图 15 - 6　泪器

3）眼外肌

在眼球模型和眼球外肌的标本（图 15 - 7 至图 15 - 9）上观察：上睑提肌，上、下、内、外直肌和上、下斜肌的位置和肌束的方向，理解各肌肉的作用。可见直肌均较宽扁，斜肌较窄细。

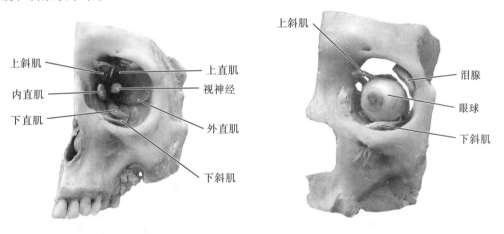

图 15 - 7　眼外肌　　　　　　图 15 - 8　上斜肌和下斜肌

上睑提肌：**上睑提肌**位于眼眶内，上直肌上方，起于视神经管周围及眶上裂内侧的视神经总腱环，止于上睑，可上提上睑。

四条**直肌**和上斜肌也起自总腱环。直肌分别沿眼眶上、下、内侧、外侧壁前行，至眼球赤道的前方止于巩膜。**上斜肌**经眶内侧壁前上方的滑车转向后外，止于眼球赤道的后方。**下斜肌**起自眶下壁内侧，向后外止于眼球赤道的后方。轻轻牵拉各肌，观察瞳孔的转向。

上直肌：瞳孔转向上内方；下直肌：瞳孔转向下内方；内直肌：瞳孔转向内侧；外直肌：瞳孔转向外侧；上斜肌：瞳孔转向下外方；下斜肌：瞳孔转向上外方。

在活体上观察：上、下睑缘和睫毛，注意睫毛的方向；内、外眦；略翻起上、下睑，在上、下睑缘近内眦处辨认上、下泪点；翻起上、下睑，观察结膜的形状，睑结膜和球结膜的分布，结膜上、下穹的形成。

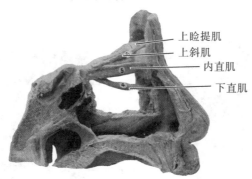

图 15 - 9　眼外肌(内侧面)

3. 观察前庭蜗器(耳)模型及标本

(1)外耳

参照耳放大模型(图 15 - 10)，结合活体在耳的标本(图 15 - 11)中观察以下结构。

外耳道的分部(外侧 1/3 为软骨部，内侧 2/3 为骨性部)和**弯曲**(斜行的"S"状，从外向内，先斜向前上，再转向后，最后转向前)。

在外耳道的末端可见**鼓膜**，介于外耳道与鼓室之间。观察鼓膜的倾斜情况，注意成人与婴幼儿的差别：成人向前下外倾斜，与头部的矢状面及水平面各成 45°；婴幼儿接近水平位。牵拉耳郭观察外耳道和鼓膜的变化。查看鼓膜的形态(椭圆形，半透明，中心向内凹陷，为鼓膜脐)和分部(松弛部、紧张部)。理解位于紧张部前下的光锥及其临床意义。

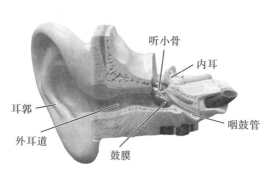

图 15 - 10　耳放大模型

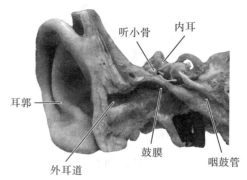

图 15 - 11　耳

(2)中耳

在耳标本(图 15 - 11)和锯开的颞骨标本(图 15 - 12)上，查看中耳各部(鼓室、咽鼓管、乳突窦和乳突小房)的位置和毗邻关系，然后观察以下内容。

①鼓室的位置(颞骨岩部内)和形态(不规则小腔隙)。

②鼓室 6 个壁的形态结构。**外侧壁**：鼓膜。**上壁**：隔骨板与颅中窝相邻，故称盖壁。**下壁**：隔骨板与颈内静脉相邻，又称颈静脉壁。**前壁**：隔骨板与颈内动脉相邻，也称颈动脉壁，上部有鼓膜张肌半管、咽鼓管半管。**后壁**：又称乳突壁。**内侧壁**：又

称迷路壁，与内耳相邻。观察内侧壁上突出的**岬**，位于岬后上方的**前庭窗**和后下方的**蜗窗，面神经管凸**（面神经管形成的骨性隆起）。

③在中耳标本上，观察**听小骨**的位置、组成（锤骨、砧骨和镫骨）和连接关系：锤骨最靠外侧，锤骨柄末端附着于鼓膜脐，砧骨位于中间，最内侧为镫骨，镫骨底覆盖于前庭窗。在听小骨骨板上观察各游离听小骨的大小、形状。

④**乳突窦与乳突小房**的位置、形态和通连关系。在锯开的颞骨标本（图15-12）上观察，可见颞骨乳突深方的蜂窝样腔隙即乳突小房，这些小腔互相交通，向前借乳突窦与鼓室相通。鼓室壁的黏膜与咽鼓管及乳突窦、乳突小房内的黏膜相延续。

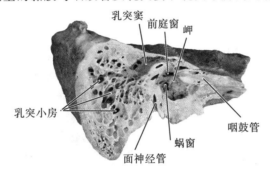

图15-12　中耳（颞骨锯开）

⑤在标本（图15-11、图15-12）上观察鼓室前壁下部的咽鼓管，其后外侧为骨部，前内侧是较长的软骨部，两侧分别通鼓室和鼻咽。

（3）内耳

在前庭蜗器的模型和标本上（图15-10、图15-11）观察内耳。内耳位于鼓室与内耳道底之间，全部埋藏于颞骨岩部的骨质内。在内耳放大模型上观察骨迷路和膜迷路。

1）骨迷路

在内耳放大模型（图15-13）和耳标本（图15-11）上，观察骨迷路自前内向后外由**耳蜗、前庭**和**骨半规管**三部分组成。根据方位，辨认前、后、外三个骨半规管及每个半规管上膨大的骨壶腹。3个半规管相互垂直排列。呈水平位后伸的是外骨半规管，有单骨脚和膨大的骨腹壶连于前庭。与颞骨岩部垂直的是前骨半规管，与颞骨岩部长轴平行的是后骨半规管，两者都有膨大的骨腹壶，但单骨脚合成一个总骨脚连于前庭。

观察前庭外侧壁上的前庭窗和蜗窗。

观察蜗轴、蜗螺旋管和骨螺旋板。耳蜗似蜗牛壳，在耳蜗纵剖面（图15-14）上，查看由松质骨构成的蜗轴，呈锥形，向两侧伸出骨螺旋板。骨螺旋管由密质骨构成，绕蜗轴旋转约2.5圈至蜗顶。骨螺旋板伸向骨螺旋管，与两层膜性结构继续向外侧，分割骨螺旋管形成3个管道，即**前庭阶、膜蜗管、鼓阶**。前庭阶与鼓阶通过蜗顶的蜗孔相通，鼓阶在骨螺旋管起始部有圆形的蜗窗，被第二鼓膜封闭。

2）膜迷路

在内耳放大模型（图 15 – 13）上，观察套在骨半规管内的**膜半规管**；其与骨半规管形态一致，也有 3 个膨大的膜壶腹，膜壶腹内有隆起的壶腹嵴，是头部旋转变速运动时的感受器。

在前庭内辨认椭圆形的**椭圆囊**和球形的**球囊**，椭圆囊后壁上有膜半规管的 5 个开口，前壁通过椭圆球囊管连于球囊；球囊向前下借连合管与耳蜗内的膜蜗管相连，椭圆囊和球囊内有低平的椭圆囊斑和球囊斑，是头部静止和直线变速运动时的感受器。

在耳蜗内寻认蜗管。膜蜗管断面呈三角形，上壁为**前庭膜**，下壁是**螺旋膜**，在螺旋膜上有**螺旋器**（Corti 器），其是听觉感受器。

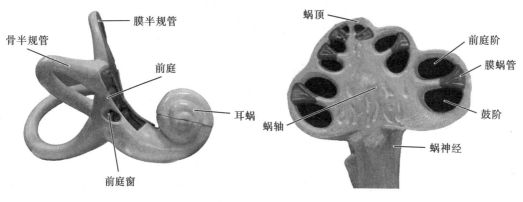

图 15 – 13　内耳放大模型　　　　　图 15 – 14　耳蜗纵剖面

【注意事项】

①感觉器官标本小而少，实习时要配合模型和教学软件，并注意在活体上观察（眼睑、角膜、巩膜、虹膜、瞳孔、泪点、耳郭、外耳道等）。

②联系功能，对感觉器的形态、结构进行理解和学习。

③中耳和内耳的结构较小而且极为复杂。因此，实习时要尽可能多地结合特制的模型进行观察，但首先应该确定手中所持模型的解剖学方位。

【知识拓展与临床联系】

1. 角膜

①神经丰富，感觉敏锐，异物碰触引起眼睑闭合的保护动作，临床称为角膜反射。角膜无血管，其营养物质来源于泪液、房水和角膜周围血管丛。

②角膜无色透明，周围部较厚，中心较薄。角膜有重要的屈光作用，若曲度异常可导致散光。临床矫正屈光不正可对角膜进行切削，改变角膜的屈光度。应用准分子激光角膜磨镶术治疗近视时，在角膜中央区做适度切削，以降低角膜的屈光度。

③角膜混浊是引起失明的原因之一，可通过角膜移植治疗。由于没有血管，无排异反应，故移植成功率高。

2. 眼底

临床可通过眼底镜直接观察视网膜等眼内结构(眼底)。

①视神经盘,位于眼球后极稍下方的鼻侧约 3 mm 处,有视神经和视网膜中央血管通过,无感光细胞,又称为生理性盲点。眼底多为圆形或椭圆形,边界明显。在脑肿瘤、脑炎脑膜炎等疾病状态下,可因颅内压升高导致视神经盘水肿。通过眼底镜能直接观察到视网膜中央血管,故对高血压、动脉硬化、肾炎、糖尿病等全身性血管疾病的诊断和治疗有重要意义。

②黄斑,位于视网膜的中心区,黄斑中央凹距视神经盘颞侧缘约 3 mm,在水平径线下 0.8 mm。若其不在正常位置上,则称为黄斑移位。

3. 老花眼和白内障

晶状体是眼屈光系统的主要结构,其曲度随所视物体的远近而改变。随着年龄增长,晶状体逐渐变硬,弹性减退,调节能力逐渐减弱,近距离视物不清楚、困难,出现所谓的"老花眼"。各种原因,如老化、外伤、眼病、代谢异常(糖尿病)、中毒等,使眼内晶体蛋白发生变性形成混浊而失去其透明的特性,称为白内障。浑浊晶体摘除及人工晶体植入是目前治疗白内障较为成熟的方法。

4. 青光眼

青光眼是一组以特征性视神经萎缩和视野缺损为共同特征的疾病,病理性眼压升高是主要危险因素之一。青光眼是不可逆性致盲眼病,有一定遗传趋向。除了眼压升高为其主要致病因素外,也有一些发病的易感因素,如代谢性疾病和心血管疾病等。

5. 鼓膜穿孔

鼓膜穿孔是指由于外伤(打击、爆破等)或炎症引起的鼓膜完整性破坏。炎性鼓膜穿孔主要见于急性和慢性中耳炎。鼓膜穿孔的临床表现为听力下降,自觉有阻塞感,甚至耳痛,数小时后由于渗出液产生,常伴有耳鸣。小的穿孔可以自愈,大的穿孔常需要外科修复。

6. 中耳炎

中耳炎常继发于上呼吸道感染。表现有耳痛,鼓膜发红而外凸,中耳内有渗出液或脓液。鼓室黏膜的感染和肿胀可引起咽鼓管部分或全部堵塞。

7. 内耳的淋巴液

骨迷路与膜迷路之间的腔隙为外淋巴间隙,含外淋巴。膜迷路内含有内淋巴。内、外淋巴互不相通。内、外淋巴均为特殊的组织间液,对维持内耳正常的生理功能有重要作用。外淋巴的成分类似于组织液,而内淋巴的成分则类似于细胞内液。

8. 声波传导及耳聋

声波传导的路径:声波→外耳道→鼓膜→听小骨链→前庭窗→前庭阶内的外淋巴→蜗孔→鼓阶内的外淋巴→蜗窗的第二鼓膜→膜蜗管内的内淋巴→基底膜上的螺旋器→蜗神经→听觉传导通路→大脑颞叶听觉中枢。该传导路径中不同部位的损伤引起不同类型的耳聋。

①传导性聋:经空气径路传导的声波,受到外耳道、中耳病变的阻碍,到达内耳

的声能减弱，致使不同程度听力减退。

②感音神经性聋：内耳听毛细胞、螺旋神经节、听神经或听觉中枢的器质性病变均可阻碍声音的感受与分析或影响声音的传递。

③混合型聋：中耳、内耳病变同时存在，影响声波传导与感受所造成的听力障碍。

9. 梅尼埃病

梅尼埃病是以膜迷路积水为主要病理特征的内耳病，表现为反复发作的旋转性眩晕，听力损失、耳鸣等。一般为单耳发病，随着病程延长，可出现双耳受累。该病病因尚未完全明了。

【思考与练习】

1. 外界光线经过哪些结构投射到视网膜上？

2. 看远物和近物时，晶状体的形态有何不同？

3. 试述眼外肌的名称、位置、起止及作用。

4. 试述鼓室六壁的形态结构。

5. 试述咽鼓管的结构特点，及小儿易患中耳炎的解剖学基础。

6. 试述声波由外界传导到听觉感受器的途径及各自的结构。

（冯改丰　张峰昌）

实验十六　脊神经

【实验目的】

1. 掌握

①颈丛、臂丛、腰丛和骶丛的组成、位置，主要神经分支、分布及行径。

②胸神经前支在胸腹壁的行径和分布。

③四肢各肌群的神经支配和四肢各部的皮神经分布。

2. 了解

①脊神经的构成、区分、纤维成分和分支分布概况。

②临床常用的局部麻醉的神经阻滞部位。

【实验材料】

①"脊神经"教学录像、挂图、3D 教学软件。

②标本：原位脊髓（后面观）、神经血管整尸、颈丛分支、膈神经，以及上肢的肌、血管和神经，纵隔侧面观标本；腰丛及其分支，下肢的皮神经标本；臀及大腿后面的神经、小腿后面的神经、足底的神经、小腿外侧面的神经标本；会阴的神经标本。

【实验内容与方法】

1. 观看"脊神经"教学录像

2. 观察脊神经根、脊神经节、脊神经的组成、分支及分布

结合挂图和 3D 教学软件，在"原位脊髓（后面观）"标本（图 16－1）上，观察与脊髓前、后外侧沟相连的**脊神经前、后根**，注意观察后根在椎间孔处的膨大，即**脊神经节**；观察脊神经前、后根汇合形成脊神经；查看脊神经的分支（**前支、后支、交通支**），理解脊神经的前根与前支、后根与后支的概念，避免混淆。

（1）前支

前支是脊神经发出的最粗大的分支，为**混合性神经支**。所含的神经纤维数量最多，分布范围最广，主要涉及躯干前、外侧部和四肢的肌肉和皮肤。胸神经前支仍保持进化早期原有的节段性走行和分布特点，形成 11 对**肋间神经**和 1 对**肋下神经**；其余各部脊神经前支相互交织成神经丛，包括**颈丛、臂丛、腰丛和骶丛**，神经丛重新编织成新的神经干，再分布到身体各相应部位。

（2）后支

后支通常较前支细小，亦为**混合性神经**，从脊神经发出后，向躯干背面走行。后

支的分布具有明显的节段性特点，大部分的脊神经
后支可分为肌支和皮支，肌支分布于项、背、腰、
骶和臀部的深层肌，皮支分布于项、背、腰、骶和
臀部的皮肤。

（3）交通支

交通支为连于脊神经与交感干之间的细支。纤
维成分属于内脏运动纤维。可分为两类：**白交通支**，
由脊神经进入交感干的有髓神经纤维组成，来源于
脊髓灰质侧角的多极神经元；**灰交通支**，由发自交
感干的无髓纤维组成，起源于交感干神经节的神经
元。在标本上灰、白交通支颜色不易区分。

（4）脊膜支

脊膜支为脊神经出椎间孔后发出的一条返回椎
管内的细支。该支在椎管内，分布于脊髓被膜、血
管壁、骨膜、韧带和椎间盘等处。

3. 观察颈丛

在神经血管整尸标本上，观察位于胸锁乳突肌
上部深面的由 $C_1 \sim C_4$ 脊神经前支组成的**颈丛**，查看

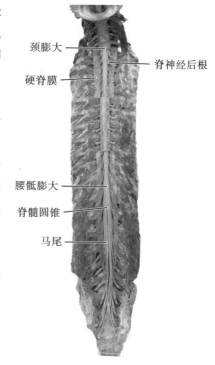

图 16 - 1　原位脊髓（后面观）

在前斜角肌表面下行的**膈神经**，向下追踪至膈，理解膈神经的性质（混合性）、作用及
临床意义。在颈丛分支标本（图 16 - 2）上，辨认在**胸锁乳突肌后缘中点**附近浅出的 4 条
皮支，为感觉性神经，垂直向上走行至耳后方的是**枕小神经**，向前上至耳周围的是**耳
大神经**，横行向前的是**颈横神经**，向下分支至锁骨及胸壁上部的为**锁骨上神经**。理解
进行颈部浅表部位手术时为何常在胸锁乳突肌后缘中点麻醉。

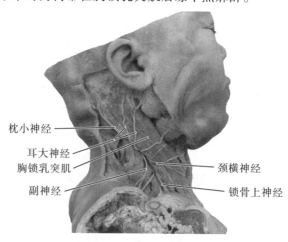

图 16 - 2　颈丛分支

4. 观察臂丛

在整尸及上肢的血管神经标本（图 12 - 3）上，查看自斜角肌间隙走行的臂丛（位于

锁骨下动脉的后上方），并向上查看其组成和分支。**臂丛**由 $C_5 \sim C_8$ 及部分 T_1 脊神经前支组成，然后分支组合依次形成 3 干（上、中、下干）、6 股（上、中、下干各分为前、后股）和 3 束（内侧、外侧和后束）。与其他脊神经丛相比，臂丛的分支最多，有锁骨上分支和锁骨下分支。重点辨认锁骨上分支的胸长神经、锁骨下分支中由三个束发出的正中神经、尺神经、肌皮神经、腋神经、桡神经和胸背神经等。

（1）正中神经

首先辨认正中神经，其是以二个头起于内侧束和外侧束的较粗大的神经。在臂部无分支，在肱二头肌内侧沟内与肱动脉伴行，经肘窝，穿旋前圆肌，向下经前臂正中的指浅、深屈肌间，发分支分布于前臂屈肌（肱桡肌、尺侧腕屈肌、指深屈肌尺侧半除外），主干继续下行，在桡侧腕屈肌腱和掌长肌腱之间进入腕管，在掌腱膜深面分布于手掌。查看其在手掌发出的返支（支配鱼际肌群，拇收肌除外）及其在手掌面的皮支分布：桡侧半手掌、桡侧 3 个半指掌侧皮肤及其中、远节指背皮肤。试着解释正中神经损伤时的表现。

（2）尺神经

尺神经起源于内侧束，在臂中上部与正中神经伴行。在臂部无分支，向下经尺神经沟，于肘关节内侧穿过尺侧腕屈肌的起点，在前臂内侧部与尺动脉伴行。查看尺神经在前臂的分支分布（支配尺侧腕屈肌和指深屈肌尺侧半）。在手掌，分支主要支配手部肌（小鱼际肌、拇收肌、第 3 和第 4 蚓状肌、全部骨间肌）的运动，手掌尺侧及尺侧一个半手指的感觉。至手背的分支分布于手背尺侧半和小指、环指尺侧半指背皮肤。思考肘关节受撞击后易造成尺神经损伤及出现"爪形手"的原因。

（3）桡神经

观察从臂丛后束发出的桡神经（粗大），与肱深动脉伴行至肱骨外上髁前方，主干继续下行于肱肌与肱桡肌间分为深、浅两支处。深支行于前臂后群肌内，又称为**骨间后神经**，支配前臂伸肌群。浅支在前臂中、下 1/3 交界处转向背侧，至手背，分布于手背桡侧半皮肤和桡侧两个半手指近节指背的皮肤。理解肱骨干骨折后的相应症状和典型表现（"垂腕"）。

（4）肌皮神经

先辨认清楚臂前群肌的喙肱肌、肱二头肌和肱肌，由内上斜穿喙肱肌的神经即肌皮神经，查看其起于臂丛外侧束，发出分支支配臂前群肌的情况；在肘关节稍下方，观察肌皮神经从肱二头肌下端外侧出深筋膜，分布于前臂外侧的皮肤，称为**前臂外侧皮神经**。

（5）腋神经

腋神经从臂丛后束发出，经四边孔绕肱骨外科颈至三角肌深面，发出分支支配三角肌和小圆肌，其余纤维自三角肌后缘穿出后分布于肩部和臂外侧区上部的皮肤，成为**臂外侧上皮神经**。理解肱骨外科颈骨折、肩关节脱位、腋杖使用不当时对腋神经的影响及损伤后的典型表现（"方肩"）。

（6）胸背神经

在肩胛骨外侧缘，查看伴肩胛下血管下行到背阔肌的胸背神经，向上追溯其发自臂丛后束。乳腺癌根治术过程中清除腋窝的肩胛下淋巴结时，应避免损伤此神经。

（7）胸长神经

在胸侧壁前锯肌表面查看自上而下较细的胸长神经，向上追踪其起点（臂丛锁骨上部的 $C_5 \sim C_7$ 神经根）。此神经支配前锯肌的运动，损伤后可出现"翼状肩"。

5. 观察胸神经前支

在整尸及显示肋间血管和神经的标本（图 16 – 3）上，于肋间隙内查看与肋间后动、静脉伴行的**肋间神经**（第 12 肋下为**肋下神经**），观察其在肋间隙内的行程规律及其与血管、神经的排列关系（自上而下为静脉、动脉、神经）。

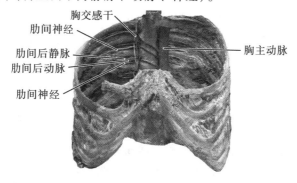

图 16 – 3　肋间神经和肋间后动脉

在胸、腹壁前外侧面于腋前线和前正中线两侧分别查看胸神经外侧皮支和前皮支，观察这些皮神经的节段性分布，并总结其特点（表 16 – 1）。理解胸神经前支在胸、腹前壁的定位及临床意义（脊髓病变、损伤后平面和手术麻醉平面的判定）。注意下 5 对肋间神经和肋下神经继续向前下达腹前壁，行于腹横肌与腹内斜肌间穿腹直肌前鞘达腹前壁皮肤，发出分支至腹前外侧壁的肌和皮肤。

表 16 – 1　肋间神经和肋下神经前皮支的胸腹部分布

肋间神经/肋下神经	分布范围的体表标志
第 2 肋间神经	胸骨角平面
第 4 肋间神经	乳头平面
第 6 肋间神经	剑突平面
第 8 肋间神经	肋弓中点平面
第 10 肋间神经	脐平面
肋下神经	脐与耻骨联合连线中点平面

6. 观察腰丛

在腰丛及其分支标本（图 16 – 4）上，观察腰椎横突前方的腰丛，明确其来源（T_{12}、

$L_1 \sim L_4$ 脊神经的前支)并观察其分支(髂腹下神经、髂腹股沟神经、股外侧皮神经、股神经、闭孔神经和生殖股神经)及分布。

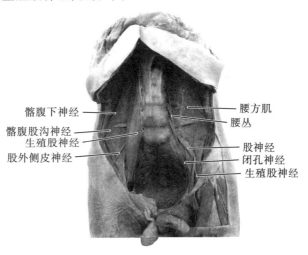

图 16 - 4　腰丛及其分支

（1）股神经

沿腰大肌外侧缘向下查找自此穿出的股神经(图 16 - 5)，继续向下追查其经腹股沟韧带深面、股动脉的外侧行至股前部。除支配髂肌外，在股前部分**肌支**至股四头肌、缝匠肌和耻骨肌(或耻骨肌外侧半)，**皮支**在股前部分为股内侧和股中间皮神经至大腿前部的皮肤。其远端继续下行，与股动、静脉伴行经收肌管下行，在缝匠肌下缘后方浅出成较细长的神经即**隐神经**，与大隐静脉伴行沿小腿内侧面下行至足内侧缘，沿途发出皮支至髌下、小腿内侧面和足内侧缘的皮肤。理解股神经损伤后的表现及其对膝跳反射的影响。

（2）闭孔神经

闭孔神经从腰大肌内侧缘处下行，与闭孔动、静脉伴行出闭膜管，在股内侧部分为前、后两支，分别走行于短收肌的前、后(图 16 - 5)。闭孔神经发出的**肌支**主要支配闭孔外肌、长收肌、短收肌、大收肌和股薄肌，偶见发出分支至耻骨肌；其**皮支**分布于大腿内侧部皮肤。理解闭孔神经损伤后的表现(大腿不能内收)。

（3）其他神经

在腰丛及其分支标本(图 16 - 4、图 16 - 5)上，查看自上而下斜行排列的髂腹下神经、髂腹股沟神经、股外侧皮神经及穿腰大肌自其前面下降的生殖股神经。**髂腹下神经**至腹股沟区及耻骨联合上方。**髂腹股沟神经**进入腹股沟管

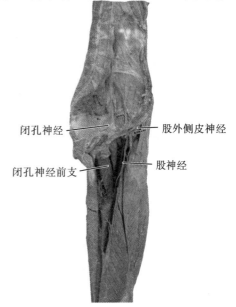

图 16 - 5　股神经和闭孔神经

至会阴部。**生殖股神经**在腹股沟韧带上方分为生殖支和股支，生殖支进入腹股沟管内随精索分布到提睾肌和阴囊(在女性生殖支随子宫圆韧带分布至大阴唇)，股支穿过股鞘和阔筋膜分布于股三角区的皮肤。**股外侧皮神经**自腰大肌外侧缘穿出，向前外侧走行，在腹股沟韧带深面越过髂肌，在髂前上棘下方 5 ~ 6 cm 处穿出深筋膜，分布于大腿前外侧部皮肤。

7. 观察骶丛

在腰丛及其分支标本(图 16 – 4、图 16 – 5)上，观察位于盆腔内骶骨及梨状肌表面粗大的**骶丛**，其是由**腰骶干**(L_4 ~ L_5)、S_1 ~ S_5、Co_1 的前支组成的。在整尸及坐骨神经的标本(图 16 – 6)上，观察自梨状肌上孔穿出的臀上神经，经梨状肌下孔穿出的坐骨神经、股后皮神经、臀下神经和阴部神经。

(1)坐骨神经

坐骨神经是全身最粗大、行程最长的神经(图 16 – 6)。观察坐骨神经穿出梨状肌下孔时的部位是否有变异，理解发生梨状肌综合征引起坐骨神经痛与坐骨神经变异的关系。观察出梨状肌下孔的是否是一支(有相当比例的坐骨神经出盆腔时即分为两大终支)？坐骨神经在股后部发出分支支配股二头肌、半腱肌和半膜肌，于腘窝上方分为胫神经和腓总神经。注意此分叉处位置只会高，但不会低于腘窝上方，为什么？理解坐骨神经损伤的表现及选择臀部外上 1/4 处行肌内注射的原因，考虑人体哪些部位还可进行肌内注射，为什么？

(2)胫神经

胫神经由坐骨神经发出，在腘窝内与腘血管相伴

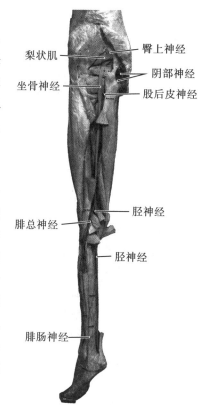

梨状肌
坐骨神经
臀上神经
阴部神经
股后皮神经
腓总神经
胫神经
胫神经
腓肠神经

图 16 – 6　坐骨神经

(图 16 – 6)下行至小腿后区、比目鱼肌深面。与胫后血管伴行(图 12 – 12)，至内踝后方，经踝管入足底，分为**足底内侧神经**和**足底外侧神经**(图 16 – 7)，与足底血管伴行。沿途在小腿后区发出肌支支配小腿后群肌，发出**腓肠内侧皮神经**，伴小隐静脉下行，分布于相应区域的皮肤，并与来自腓总神经的腓肠外侧皮神经吻合成为**腓肠神经**。腓肠神经经外踝后方至足的外侧缘前行，分布于足背及小趾外侧缘的皮肤。理解胫神经损伤后的典型表现("钩状足")和感觉障碍区域。

(3)腓总神经

腓总神经在腘窝近侧端由坐骨神经发出，走向外侧，绕腓骨颈后分为**腓深神经**和**腓浅神经**(图 16 – 8)。腓深神经走行于小腿前群肌间，与胫前动、静脉伴行，经踝关节前方下行至足背，沿途发出肌支至小腿前群肌，皮支分布于足背。腓浅神经支配小腿外侧群肌，皮支分布于足背外侧。在下肢的皮神经和浅静脉标本上，观察腓肠外侧皮神经与腓肠内侧皮神经吻合而形成的**腓肠神经**，伴小隐静脉走行。腓总神经绕腓骨颈

处位置表浅,外伤易使神经断裂,引起小腿前群肌和外侧群肌瘫痪,出现典型的"马蹄内翻足"。结合骨骼肌的运动,理解使足内翻和足外翻的肌有哪些,理解腓总神经损伤的典型"马蹄内翻足"的表现和皮肤感觉障碍区域。

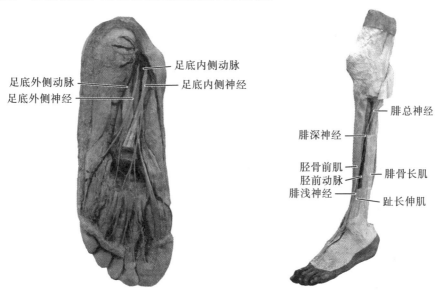

图 16-7 足底的神经 　　　　　图 16-8 腓总神经及其分支

（4）臀上神经

臀上神经出梨状肌上孔,行于臀中和臀小肌之间,分为上、下两支,分布于臀中肌、臀小肌和阔筋膜张肌。

（5）臀下神经

臀下神经出梨状肌下孔,至臀大肌。

（6）股后皮神经

股后皮神经在臀下神经与坐骨神经之间出梨状肌下孔（此处容易找出）,下行至臀大肌下缘处浅出至股后区的皮肤。

（7）阴部神经

在梨状肌下孔查看位于臀下神经内侧的**阴部神经**,结合会阴的肌、血管和神经标本（图 16-9）、3D 教学软件等观察阴部神经经坐骨肛门窝至尿生殖区的行程、分支及分布,理解临床上会阴部手术常在坐骨棘附近行阻滞麻醉的原因。

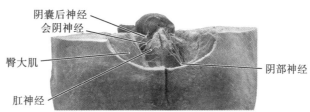

图 16-9 会阴部的血管和神经

【注意事项】

①本节内容较多，注意课前预习和时间分配，通过神经的来源和行径中的标志性结构辨认神经。

②注意观察大的神经分支与血管的伴行情况。

【知识拓展与临床联系】

1. 带状疱疹

带状疱疹是一种影响神经和皮肤的感染性疾病，具有一定传染性，由水痘－带状疱疹病毒引起，由于皮疹呈带状分布，故名带状疱疹。其起病往往是由于患过水痘，水痘－带状疱疹病毒潜伏在身体里，当成人抵抗力下降时，潜伏的病毒再度活跃、繁殖，且沿着感觉神经蔓延，造成神经炎症或坏死，引发神经痛。

带状疱疹的皮疹通常发生在身体的一侧（不跨过身体中线），表现为疼痛、沿着周围神经走向成群分布的水疱，发病部位比例为胸背部55%，头面部15%，颈部14%，腰腹部14%，四肢14%。

2. 腰椎间盘突出症

腰椎间盘突出症是脊柱外科的常见病和多发病，好发年龄为20～50岁，男女发病比例为(4～6):1。患者多有长期弯腰劳动或者坐位工作的经历，首次发病常在半弯腰持重或突然扭腰过程中发生。

发病原因是腰椎间盘的退变，同时纤维环部分或全部破裂，髓核突出刺激或压迫神经根、马尾，约95%的患者发生在腰4、5椎间隙及腰5和骶1间隙。临床表现为腰痛、腰部活动受限（可伴有姿势性代偿畸形）、坐骨神经痛、下肢放射痛、麻木、无力和马尾综合征（大小便障碍、会阴和肛周感觉异常）。

【思考与练习】

1. 试述颈丛的皮支及其分布。
2. 试述正中神经、尺神经、桡神经和腋神经的来源、分支及分布。
3. 试述胸神经前支节段性分布的特点。
4. 腰丛的分支有哪些？
5. 试述大腿肌的分群及神经支配。
6. 骶丛的分支有哪些？
7. 试述小腿肌的分群和神经支配。

（贾　宁）

实验十七 脑神经

【实验目的】

1. 掌握

①脑神经的名称、顺序、性质及出、入颅的部位。

②视神经的行径和功能。

③动眼神经的纤维成分、行径及功能。

④滑车神经、展神经的行径和分布。

⑤三叉神经的纤维成分；三叉神经节(半月节)的位置、性质、主要分支的分布。

⑥面神经的纤维成分、行径及主要分支的分布。

⑦前庭蜗神经的行径和功能。

⑧舌咽神经的纤维成分、行径及主要分支的分布。

⑨迷走神经的纤维成分、行径及主要分支的分布。

⑩副神经主干和舌下神经的行径及分布。

2. 了解

①嗅神经的功能与分布区。

②三叉神经损伤或受刺激后的主要表现。

③面神经炎/麻痹的临床表现。

④各对脑神经的副交感神经节、感觉神经节的位置。

【实验材料】

①挂图、模型和 3D 教学软件。

②标本：颅底(脑神经出、入颅的位置)，头颅正中矢状切(嗅神经)，去外侧壁、上壁的眼眶，眼外肌及神经，面侧区深面(三叉神经内面观)、面侧区深面(三叉神经外面观)，面侧区浅层(面神经)，头颈部深层的神经和迷走神经胸、腹部及其分支的标本。

【实验内容与方法】

1. 观察十二对脑神经出、入颅的位置

结合图谱、3D 教学软件，在颅底(脑神经出、入颅的位置)标本上，观察十二对脑神经出、入颅的位置(见图 17 - 1 和表 17 - 1)。

表 17 - 1 十二对脑神经出、入颅的位置

顺序及名称	进、出颅腔的部位	顺序及名称	进、出颅腔的部位
Ⅰ 嗅神经	筛孔	Ⅵ 展神经	眶上裂
Ⅱ 视神经	视神经管	Ⅶ 面神经	内耳门 - 茎乳孔
Ⅲ 动眼神经	眶上裂	Ⅷ 前庭蜗神经	内耳门
Ⅳ 滑车神经	眶上裂	Ⅸ 舌咽神经	颈静脉孔
Ⅴ 三叉神经	眼神经　眶上裂	Ⅹ 迷走神经	颈静脉孔
	上颌神经　圆孔	Ⅺ 副神经	颈静脉孔
	下颌神经　卵圆孔	Ⅻ 舌下神经	舌下神经管

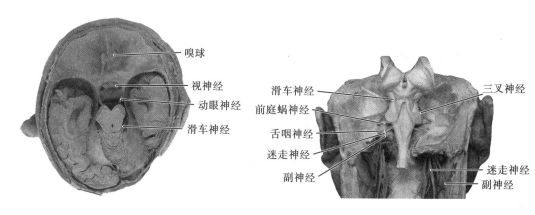

图 17 - 1 颅底和脑神经

2. 观察十二对脑神经的经行和分布

（1）嗅神经

在经鼻腔矢状切标本（图 17 - 2）上，观察经筛孔进入颅腔的嗅神经。嗅丝来源于上鼻甲及上鼻甲所对的鼻中隔以上的黏膜处。理解颅底骨折引起嗅觉障碍的原因（筛板破坏时，可撕脱嗅丝和脑膜，造成嗅觉障碍、脑脊液鼻漏）。

（2）视神经

在眼眶内神经的标本（图 17 - 3）及眶部矢状切标本（图 15 - 5）上，观察连于眼球后方的视神经。

（3）动眼神经

在眼外肌和神经标本（图 17 - 4）上，辨认上直肌和上睑提肌，进入此两肌者为动眼神经上支，较细小；辨认下直肌、内直肌和下斜肌，进入此三肌者为动眼神经下支，较粗大；逆行追踪上、下支的分支处，查看动眼神经出颅的部位（眶上裂）；注意辨认动眼神经下支所连的不规则膨大结构即睫状神经节，此神经节为副交感神经节（节后神经元），注意观察睫状神经节发出的节后纤维达眼球的瞳孔括约肌和睫状肌处，理解其作用及损伤后的表现。根据眼外肌的作用理解动眼神经损伤后对眼球运动及瞳孔方向的改变。

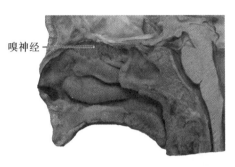

图 17 - 2　嗅神经

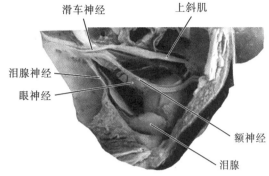

图 17 - 3　眼眶的神经(上面观)

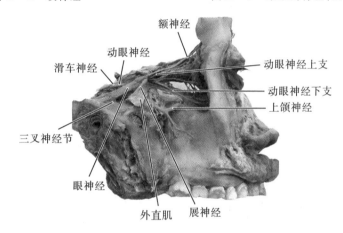

图 17 - 4　眶内的神经(右外侧面观)

(4)滑车神经和展神经

在眼外肌和神经标本(图 17 - 3、图 17 - 4)上，观察、辨认滑车神经和展神经。这两对脑神经均较小，先找到上斜肌和外直肌，沿上斜肌上缘找出与之相连的神经即滑车神经；支配外直肌的神经为展神经。逆行查看其经眶上裂进入眼眶的情况，理解损伤后对眼球运动及瞳孔方向的改变。

(5)三叉神经

在三叉神经内、外面观标本(图 17 - 5、图 17 - 6)上，观察三叉神经的 3 个分支，即**眼神经、上颌神经**和**下颌神经**，此 3 支分别经眶上裂、圆孔、卵圆孔 3 处出入颅底，分布于硬脑膜、眼眶、鼻腔、口腔和面部。

1)眼神经

眼神经是三叉神经最上的一支，经眶上裂入眼眶。在眶内，眼神经行于上睑提肌和上直肌的上方，向前延续为**额神经**，额神经分 2~3 支，其中经眶上孔(眶上切迹)穿出者为眶上神经，分布于额顶、上睑部皮肤；经滑车上方出眶者为滑车上神经，分布于鼻背及内眦附近皮肤。眼神经的另外两支分别沿眶的内、外侧壁前行，即外侧的**泪腺神经**和内侧的**鼻睫神经**。泪腺神经分布于泪腺和上睑处，鼻睫神经分布于鼻腔黏膜和鼻背皮肤。

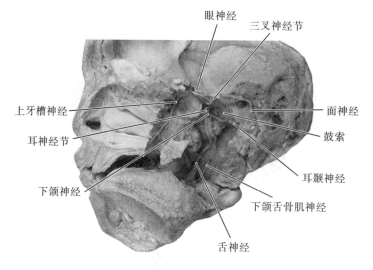

图 17 - 5　三叉神经和面神经(内面观)

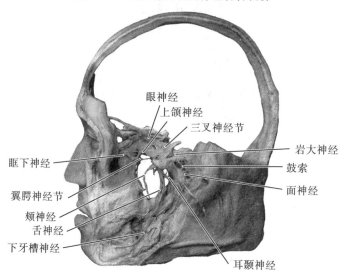

图 17 - 6　三叉神经和面神经(外面观)

2)上颌神经

上颌神经穿过圆孔,其终支为**眶下神经**,出眶下孔分布于眼裂与口裂之间的皮肤,途中在翼腭窝内向下发出**上牙槽神经的前、中支**;在眶下裂处查找上颌神经发出的**颧神经、上牙槽神经后支**,以及连于翼腭神经节的**翼腭神经**。

3)下颌神经

下颌神经是三叉神经的三支中最粗大的分支,穿经卵圆孔。下颌神经分前、后两干。前干较细小,有数条分支至咀嚼肌(颞肌、咬肌、翼内肌和翼外肌)称为咀嚼肌支,较长的一支向前下至颊部,称为**颊神经**。后干粗大,发出 3 条分支:**耳颞神经**,经颞下颌关节后方向后上穿腮腺至颞部皮肤,来自耳神经节的节后纤维加入耳颞神经到达腮腺,控制腮腺分泌;**下牙槽神经**,走行于下颌管,经颏孔穿出移行为**颏神经**,分布于口裂以下皮肤;**舌神经**,与下牙槽神经平行,上部有面神经的鼓索加入,经翼外肌深面下行，达下颌下腺的上方，沿舌骨舌肌的表面前行至舌尖。舌神经分布于舌前部2/3 的黏膜（一般躯体感觉），其中来自鼓索的味觉纤维（特殊内脏感觉纤维）分布于舌前 2/3 的味蕾，来自鼓索的一般内脏运动纤维则经下颌下神经节换元后，节后纤维分布于下颌下腺和舌下腺，控制腺体分泌。

（6）面神经

在面神经标本（图 17 – 5、图 17 – 6）上，观察面神经在面神经管内的行程、分支及自**茎乳孔**出颅处；注意面神经管内膨大的**膝神经节**为感觉神经节。

1）面神经颞骨内分支

①**鼓索**，较细，于面神经出茎乳孔之前发出，向前上穿过骨质于黏膜深面跨过锤骨柄内侧，向前与舌神经相连。理解鼓索的纤维成分（副交感纤维和味觉纤维）、与脑干内神经核的联系（上泌涎核和孤束核）及分布（下颌下腺、舌前 2/3 味蕾）。

②**岩大神经**，在面神经膝处由面神经分出，观察其进入翼腭窝内的翼腭神经节处，经上颌神经的颧神经、泪腺神经到达泪腺，支配泪腺分泌。

2）颅外分支

在面侧区浅层（面神经）标本（**图 17 – 7**）上，观察自腮腺前缘发出的面神经分支。向上走行的**颞支**分布于额肌和眼轮匝肌，向前上走行的**颧支**分布于眼轮匝肌和颧肌，向前走行的**颊支**分布于颊肌、口轮匝肌等口周围肌，向前下走行的**下颌缘支**分布于下唇诸肌和向下走行的**颈支**至颈阔肌。向后逆行观察面神经出茎乳孔至腮腺及以神经丛形式穿腮腺处，理解腮腺手术常引起面瘫的原因。

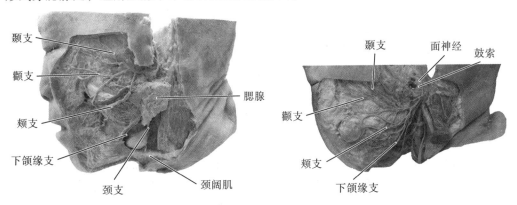

图 17 – 7　面神经颅外支

3）翼腭神经节和下颌下神经节

翼腭神经节为一扁平的小结，位于翼腭窝上部，上颌神经的下方，蝶腭孔附近。**下颌下神经节**，位于舌神经和下颌下腺之间。

理解面神经行径中可能引起面神经损伤的部位和不同临床表现。

（7）前庭蜗神经

此神经行程较短，不易观察，可在内耳门处或内耳门与延髓脑桥沟之间查看（图17 – 1），由传导平衡觉的前庭神经和传导听觉的蜗神经合成；也可在内耳模型上观察前庭神经和蜗神经，分别起自内耳螺旋神经节和前庭神经节，此神经与面神经伴行经内耳道入颅，理解前庭蜗神经损伤后的临床表现(传导性耳聋和平衡功能障碍)。

(8)舌咽神经

在头颈深层的神经标本(图17-8)上，先辨认舌神经和舌下神经，于两者之间查看较细小的**舌咽神经**。观察其分出的舌支和咽支，舌支分布于舌后1/3黏膜和味蕾，咽支分布于咽壁。观察舌咽神经自颈静脉孔穿出及其与延髓相连处。

在面侧区深面(三叉神经内面观)标本(图17-5)上，在卵圆孔下方查看膨大的神经节即**耳神经节**；观察与耳神经节相连的**岩小神经**(来源于鼓室神经丛)和耳颞神经，由耳神经节发出的节后纤维随耳颞神经分布于腮腺，控制腮腺的分泌，理解舌咽神经的5种纤维成分、分布及损伤后的临床表现。

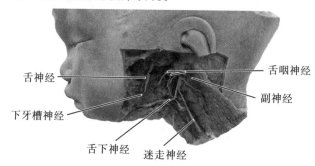

图17-8　后四对脑神经

(9)迷走神经

1)颈部分支

在迷走神经标本(图17-9)上，于颈内/总动脉与颈内静脉的后方查看较粗的迷走神经。迷走神经向前下发出**喉上神经**，沿咽侧壁与颈内动脉之间向前下行至舌骨大角处，分出喉内支和喉外支。喉内支向前穿甲状舌骨膜入喉，分布于声门裂以上的黏膜；喉外支向前下达环甲肌，支配其运动(图17-10、图17-11)。

2)胸部分支

在主动脉弓和右锁骨下动脉前方观察下行的左、右迷走神经，查看其发出的**喉返神经**(图17-9、图17-10和图17-11)，分别勾绕主动脉弓和右锁骨下动脉，在颈部的气管与食管沟内上行，分布于声门裂以下黏膜和除环甲肌以外的所有喉肌。理解喉返神经损伤后的临床表现。观察迷走神经攀附于食管周围下降及其发出的食管支和气管支，左迷走神经下行于食管前方形成**迷走神经前干**，右迷走神经下行于食管后方形成**迷走神经后干**。

3)腹部分支

于胃贲门处查看**迷走神经前、后干**。前干分出沿胃小弯的**胃前支**和达肝门处的**肝支**。后干分出沿胃小弯的**胃后支**和达腹腔干根部的**腹腔支**(参与形成腹腔丛)。在胃小弯处，胃前、后支发分支至胃前、后壁。于幽门部查看胃前、后支延续形成的"鸦爪支"，分布于幽门部前、后壁。理解迷走神经主干、各分支损伤的表现。

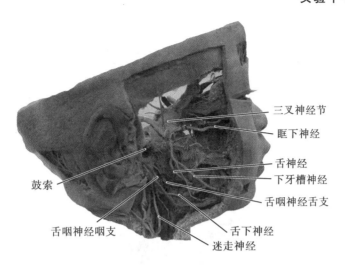

图 17 - 9　迷走神经

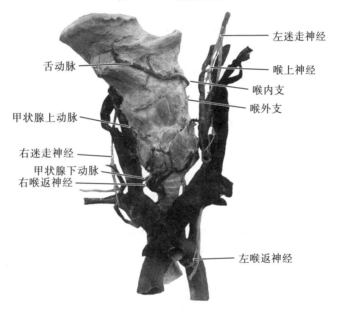

图 17 - 10　喉上神经和喉返神经(前面观)

（10）副神经和舌下神经

在头颈深层的神经标本(图 17 - 8)上，在胸锁乳突肌后缘与斜方肌前缘间查看斜向外下的**副神经**，逆行查看副神经分支至胸锁乳突肌处。理解副神经的纤维成分、分布及损伤后的表现。

在颈内动、静脉之间至舌骨上方，查看弓形行向前内的**舌下神经**。舌下神经自舌下神经管穿出，向下穿颏舌肌入舌，理解舌下神经损伤后伸舌时舌尖偏向患侧的原因。

【注意事项】

①多数脑神经纤维细小，注意结合图谱、教学软件学习。

②注意结合脑颅的标志性结构查找脑神经的经行和分布。

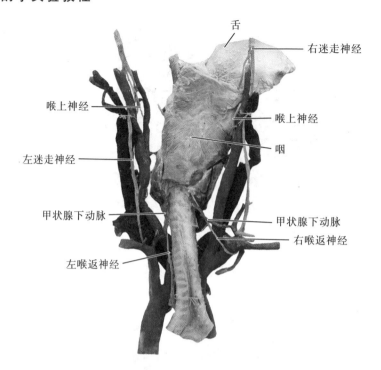

舌
右迷走神经
喉上神经
喉上神经
咽
左迷走神经
甲状腺下动脉
甲状腺下动脉
右喉返神经
左喉返神经

图 17 - 11　喉上神经和喉返神经(后面观)

③注意将支配和控制面部、舌等局部的感觉、运动,一些腺体的感觉、分泌的神经进行总结,深刻理解神经纤维的性质。

【知识拓展与临床联系】

1. 三叉神经痛

三叉神经痛是最常见的脑神经疾病,临床表现为三叉神经支配区域内的一种反复发作地短暂性阵发性剧痛,发病骤发骤停,疼痛呈闪电样、烧灼样或刀割样,顽固且难以忍受,可被说话、洗脸等刺激诱发。根据发病原因分为原发性和继发性。中老年人为发病的主要群体,40 岁以上人群占 70% ~ 80% ,高峰发病年龄在 48 ~ 59 岁,女性略多于男性。

原发性三叉神经痛,又称特发性三叉神经痛,是临床最常见的类型,病因不明。目前较公认的发病机制是由多种原因引起的血管波动性压迫所致,多见于 40 岁以上的患者。继发性三叉神经痛,又称症状三叉神经痛,是由于肿瘤、感染等刺激三叉神经所致,多见于 40 岁以下的患者。

2. 面神经炎和面瘫

面神经炎,俗称面神经麻痹或面神经瘫痪(面瘫),可根据损伤部位分为中枢性和周围性。中枢性面神经炎是由面神经核以上的损伤所致,可伴有其他神经系统损伤症状。周围性面神经炎是由于面神经核及以下的面神经的损伤所致,以同侧的面部表情肌运动障碍为主要表现,是一种常见病、多发病,不受年龄限制。临床表现为病侧面部表情肌瘫痪,前额皱纹消失、眼裂扩大、鼻唇沟平坦、口角下垂,可有口水淌下;

患者患侧不能做皱额、蹙眉、闭目、鼓气和噘嘴等动作。

周围性面神经炎的常见病因：感染性病变，多由潜伏在面神经感觉神经节的病毒被激活引起；耳源性疾病，如中耳炎；自身免疫反应；肿瘤；神经源性；创伤等。

【思考与练习】

1. 参与瞳孔对光反射的脑神经有哪些？
2. 与脑神经相关的副交感神经节有哪些，其节后纤维支配哪些器官？
3. 与舌的感觉和运动相关的脑神经有哪些？

（贾　宁）

实验十八　脊　髓

【实验目的】

1. 掌握

①脊髓的位置和外形。

②脊髓节段与椎骨的对应关系。

③脊髓灰、白质配布的形式、区分及名称。

④脊髓灰质细胞构筑分层(Rexed 分层)、灰质主要核团的位置和功能。

⑤白质内重要传导束(薄束、楔束、脊髓丘脑束、皮质脊髓束)的位置、起止和功能。

2. 了解

①脊髓灰质前角 α、γ - 运动神经元和 Renshaw 细胞的概念。

②脊髓小脑前、后束的位置、起止和功能。

③顶盖脊髓束、网状脊髓束和内侧纵束的位置、起止和功能。

④脊髓固有束的位置和功能。

【实验材料】

①教学录像、挂图、模型和 3D 解剖学教学软件。

②标本：原位脊髓、离体脊髓、原位脊髓侧面观标本。

【实验内容与方法】

1. 观看教学录像"脊髓"

2. 观察脊髓的位置和外形

①结合挂图，复习脊髓的位置与椎骨的关系，颈、胸、腰、骶各部脊神经根的走行及其与椎间孔的对应关系。

②在去椎管后壁的原位脊髓标本(图 16 - 1)上，观察**脊髓的位置**：位于椎管内，上端平枕骨大孔处与延髓相连，下端在成人约平第 1 腰椎下缘，新生儿平第 3 腰椎下缘。软脊膜向下形成单一的膜性结构为**终丝**，将脊髓固定于第 1 尾椎的背面。联系胚胎发育，理解两者不等长的原因(从胚胎第 4 个月开始，脊髓生长速度比椎管慢)。

③在离体脊髓标本(图 18 - 1)上，观察**脊髓的外形**：其为前后稍扁的圆柱形，全长粗细不等，上、下部有稍微膨大的**颈膨大**和**腰骶膨大**，分别与上、下肢的形成有关。逐渐变细的部分，呈倒置的圆锥状者即**脊髓圆锥**。

观察脊髓表面的 6 条纵沟：前正中线上较深的**前正中裂**，后正中线上较浅的**后正中沟**，两侧的**前外侧沟**和**后外侧沟**。外侧沟内有与脊髓相连的脊神经前、后根。后根上的膨大处为脊神经节，前、后根汇合形成脊神经。

观察**脊髓节段**（每一对脊神经的前、后根的根丝附着处为一个脊髓节段），31 个节段分为 8 个颈段、12 个胸段、5 个腰段、5 个骶段、1 个尾段。

④结合教材和图谱，在原位脊髓矢状切的标本（图 18 - 2）上，观察和理解脊髓节段与椎骨的对应关系（成人上颈髓节段 $C_1 \sim C_4$ 约平对同序数椎骨，下颈髓节段 $C_5 \sim C_8$ 和上胸髓节段 $T_1 \sim T_4$ 约与同序数椎骨的上 1 块椎骨相平对，中胸髓节段 $T_5 \sim T_8$ 约与同序数椎骨的上两块椎骨相平对，下胸髓节段 $T_9 \sim T_{12}$ 约与同序数椎骨的上三块椎骨相平对，腰髓节段约平对第 10 ~ 12 胸椎，骶髓、尾髓节段约平对第 1 腰椎）（图 18 - 2），并理解其在外伤后定位诊断的临床意义。

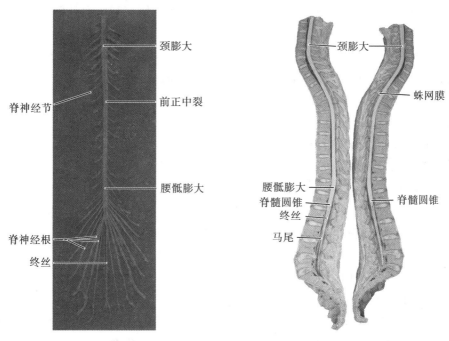

图 18 - 1　脊髓前面观　　　　　图 18 - 2　脊柱与脊髓（矢状切）

3. 观察脊髓的内部结构

（1）灰、白质配布

在脊髓的横断面上或脊髓放大图上观察**中央管**，围绕中央管周围的是"H"形**灰质**，灰质的外围为**白质**。固定标本横切面的中部颜色较浅的部分是灰质，周围颜色较深的部分是白质，而新鲜标本灰质的颜色灰暗，白质鲜亮发白。

（2）脊髓灰质的形态和区分

在脊髓的横断面上，仔细辨认前角、后角和侧角的形态，前、后角之间的移行部分为**中间带**，侧角仅在脊髓 $T_1 \sim L_3$ 的中间带向外侧突出形成。从脊髓整体来看，它们上下连续成柱状，即分别为前柱、后柱和侧柱。借助挂图和 3D 解剖学教学软件观察脊髓灰质的神经核团及 Rexed 分层（灰质从后往前分为 I ～ IX 层，中央管周围的灰质为第 X 层）。

I ～ IV 层相当于后角头，是皮肤感受外界痛、温、触觉、压觉等纤维的接受区。

I 层内有**后角边缘核**，接受后根的传入纤维，发出纤维参与组成脊髓丘脑束。

II 层接受后根外侧部传入纤维的侧支及从脑干下行的纤维，发出纤维参与组成背外侧束。对分析、加工脊髓的感觉信息，尤其是痛觉起重要作用。

III、IV 层内较大的细胞群组成**后角固有核**。接受后根传入纤维，发出纤维联络脊髓的不同节段并进入白质形成纤维束。

V—VI 层主要接受本体感觉纤维，也接受下行的纤维，与运动调节相关。

V 层占据后角颈，接受皮肤、肌肉和内脏的传入纤维。

VI 层位于后角基底部，主要接受本体感觉。

VII 层主要位于中间带。包含的核团有胸核、中间内侧核和中间外侧核。胸核又称**背核**，见于 $C_8 ～ L_3$ 节段，位于后角基底部内侧，接受后根的传入纤维，发出纤维到脊髓小脑束。**中间外侧核**位于 $T_1 ～ L_2$ 或 L_3 节段，是交感神经节前神经元胞体所在部位（交感神经低级中枢）。在 $S_2 ～ S_4$ 节段，VII 层的外侧部有**骶副交感核**，是副交感神经的低级中枢。

VIII 层位于前角基底部或内侧，含中间神经元。

IX 层位于前角腹侧，由前角运动神经元和中间神经元组成。前角运动神经元包括 α - 运动神经元（支配梭外肌纤维）和 γ - 运动神经元（支配梭内肌纤维）。中间神经元中包含 Renshaw 细胞，参与 α - 运动神经元的负反馈调节。

在颈膨大和腰骶膨大处，前角运动神经元主要分为内、外侧两群。**内侧群（前角内侧核）**发出的纤维支配躯干固有肌。**外侧群（前角外侧核）**发出的纤维支配肢带肌和四肢肌。

X 层位于中央管周围。

（3）脊髓白质的位置和分部

在脊髓横断面上，白质被前正中裂、前外侧沟、后外侧沟和后正中沟依次分为**前索、外侧索**和**后索**，注意观察在中央灰质前连合前方的**白质前连合**。通过挂图、传导路模型和 3D 解剖学教学软件学习主要纤维束的起止、位置和功能。

后索内靠近后正中沟的为**薄束**，其外侧为**楔束**。薄束起于同侧第 5 胸节以下的脊神经节细胞，楔束起于同侧第 4 胸节以上的脊神经节细胞。传导同侧躯干和四肢的本体感觉和皮肤的精细触觉。

脊髓小脑前束和**脊髓小脑后束**位于脊髓外侧索周边部，腹侧份为前束，背侧份为后束，传递下肢和躯干下部的非意识性本体感觉和触觉、压觉到小脑。

脊髓丘脑束起于对侧灰质 I 和 IV 至 VIII 层，**脊髓丘脑侧束**位于外侧索的前半部，主要传递痛觉、温觉。**脊髓丘脑前束**位于前索，紧靠前外侧缘，主要传递粗触觉和压觉。

皮质脊髓束主要起于大脑皮质中央前回。**皮质脊髓前束**位于前索最内侧，紧靠前正中裂，支配躯干肌的运动；**皮质脊髓侧束**位于外侧索后部，支配四肢肌肉的运动。

在传导路模型上，观察长纤维束的走行，注意上行纤维束常用蓝色表示，下行纤维束常为红色。

【注意事项】

脊髓内部结构用肉眼难以观察，需借助图谱、教材等予以理解、学习。

【知识拓展与临床联系】

1. 脊髓灰质炎

脊髓灰质炎是由脊髓灰质炎病毒引起的严重危害儿童健康的急性乙类传染病，患者多为 1~6 岁儿童，主要症状是发热，全身不适，严重时出现肢体疼痛，发生分布不规则和轻重不等的弛缓性瘫痪，俗称小儿麻痹症。一般于起病后 2~7 天或第二次发热后 1~2 天出现不对称性肌群无力或弛缓性瘫痪，随发热而加重，热退后瘫痪不再进展。在瘫痪后 1~2 周，瘫痪从肢体远端开始恢复，持续数周至数月，一般病例 8 个月内可完全恢复，严重者需 6~18 个月或更长时间方可完全恢复。严重者受累肌肉出现萎缩，神经功能不能恢复，造成受累肢体畸形。

脊髓灰质炎病毒为嗜神经病毒，主要侵犯中枢神经系统的运动神经细胞，以脊髓前角运动神经元损害为主。主要经粪－口传播的方式传染给其他人，但也可经口对口的传染方式染病，即也可通过患者的鼻咽部飞沫传播。口服脊髓灰质炎减毒活疫苗推广后，全球消灭脊髓灰质炎的行动取得了令人瞩目的成绩。自 2000 年至今我国未再有本土脊髓灰质炎的病例。目前我国正在使用的，用于儿童常规免疫的是灭活疫苗（注射）和二价减毒活疫苗（口服）。

2. 脊髓损伤与截瘫

截瘫为瘫痪的一种类型。由脊髓颈膨大以上横贯性病变引起的截瘫为高位截瘫，由第 3 胸椎以下脊髓的损伤引起的截瘫为双下肢截瘫。脊髓损伤急性期，受伤平面以下双侧肢体感觉、运动、反射等消失，以及膀胱、肛门括约肌功能丧失，为脊髓休克。休克期后，各种反射可逐渐恢复，而且深反射和肌张力会比正常时高，但是传导束很难再生，无法恢复。现代医学除在脊髓损伤的急性期采用手术治疗外，对本病症尚无理想的治疗方法。

脊柱压缩性骨折、脊髓损伤、横断性脊髓炎、脊髓肿瘤、椎骨结核和脊髓空洞症等，是造成截瘫的常见原因。

【思考与练习】

1. 临床上常用的脊髓蛛网膜下隙穿刺抽取脑脊液时选择什么位置，为什么不能选择第 1 腰椎体以上平面？

2. 第 8 胸椎骨折时，可能损伤哪个脊髓节段？

3. 试述薄束、楔束、脊髓丘脑束、皮质脊髓束的起止。

（贾　宁）

实验十九　脑　干

【实验目的】

1. 掌握

①脑干的位置、分部及形态。

②延髓、脑桥、中脑内部结构的主要特点。

③脑干内各脑神经核的名称、位置及功能。

④重要非脑神经核(薄束核、楔束核、下橄榄核、桥核、红核和黑质等)的位置和主要功能。

⑤脑干内重要纤维束(内侧丘系、脊髓丘脑束、外侧丘系、三叉丘系和锥体束)的位置和功能。

2. 了解

脑干网状结构的位置、组成及功能。

【实验材料】

①脑干教学录像、挂图。

② 3D 解剖学教学软件。

③模型：脑干放大模型、电子脑干模型、脑神经核模型、传导路模型。

④标本：整脑、脑干、脑正中矢状切、脑干各代表性断面标本。

【实验内容与方法】

1. 观看教学录像"脑干"

2. 观察脑的形态和分部

结合图谱、3D 解剖学教学软件，观察脑的形态和分部。

在头部矢状切标本(图 19－1)上观察，脑位于颅腔内，其背外侧面与颅盖内面相适应，下面与颅底内面颅前窝、颅中窝、颅后窝相适应。观察脑的各个部分：端脑、间脑、小脑、中脑、脑桥和延髓。延髓、脑桥和中脑合称脑干。

观察脑标本(图 19－2、图 19－3)，前上方为端脑的两个大脑半球，两半球的后下方为小脑。小脑的前方，端脑下部，呈柄状的部分为脑干，位于脑干与端脑之间者为间脑。

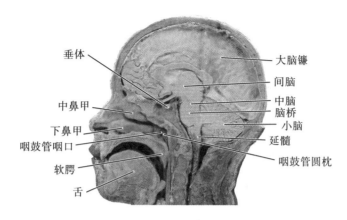

图 19 - 1　头部正中矢状切

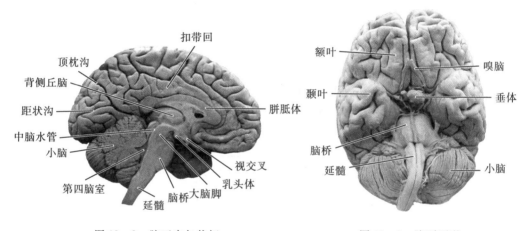

图 19 - 2　脑正中矢状切　　　　　图 19 - 3　脑下面观

3. 观察脑干的外形

先用脑干模型(图 19 - 4、图 19 - 5)观察学习脑干外形,然后在脑干标本(图 19 - 6、图 19 - 7)上验证。在观察模型或游离脑干标本时,首先要明确其上、下、腹侧和背侧(脑干下部为延髓,中部是脑桥,上部是中脑。延髓下端与脊髓相连,末端为圆柱状。中脑上端常与间脑、端脑不能完全分开,如果没有分离,则上端较大,带有部分间脑和端脑的结构。如果沿中脑上端切开,则可见斜行的大脑脚。脑干腹侧面有膨隆的脑桥基底部,背侧面有菱形窝)。然后观察其主要结构及与脑神经的连结部位。

(1)脑干腹侧面

对脑干腹侧面进行观察(图 19 - 4、图 19 - 6)。

1)延髓

延髓上部与脑桥以**延髓脑桥沟**分界,下部与脊髓外形相似,分界不清楚。延髓上部在中线两侧可见膨隆的**锥体**,内有皮质脊髓束通过,在锥体下端,左、右两侧的纤维大部分越过中线,形成**锥体交叉**。查看锥体背外侧的长卵圆形隆起即**橄榄**,两者之间的前外侧沟内有**舌下神经**的根丝穿出。在橄榄背外侧的后外侧沟内自上而下有**舌咽神经**、**迷走神经**和**副神经**的根丝。

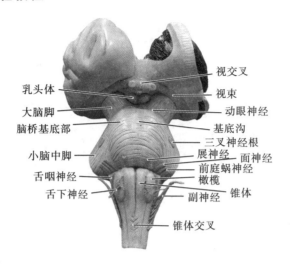

图 19 - 4　脑干模型腹侧面观

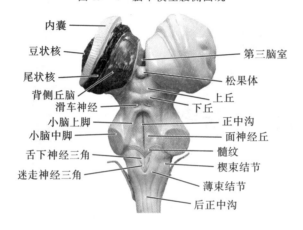

图 19 - 5　脑干模型背侧面观

2）脑桥

脑桥基底部宽阔膨隆，中部有纵行的**基底沟**，有基底动脉经过。基底部向外侧变细延续为**小脑中脚**，交界处有**三叉神经**的根丝（包括粗大的感觉根和位于其前内侧细小的运动根）出入。辨认延髓脑桥沟内自内侧向外侧出、入的**展神经**、**面神经**和**前庭蜗神经**。

3）中脑

中脑上界为视束，观察由脑桥上缘斜行向上呈柱状的**大脑脚**，两侧大脑脚之间的凹陷为**脚间窝**，窝底称后穿质，有许多血管出入的小孔。在脚间窝的下部，大脑脚的内侧有**动眼神经**根出脑。

（2）脑干背侧面

观察脑干背侧面（图 19 - 5、图 19 - 7）。

1）延髓

延髓上与脑桥以**髓纹**为界，分为下部的闭合部和上部的开敞部。

①观察闭合部，中线上的纵行浅沟即后正中沟，其两侧的隆起为**薄束结节**（内有薄束核）和**楔束结节**（内有楔束核），楔束结节外上方有隆起的小脑下脚向背侧行向小脑。

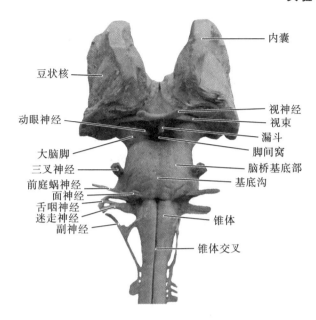

图 19 – 6 脑干腹侧面

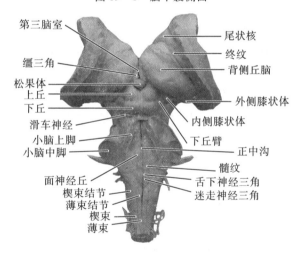

图 19 – 7 脑干背侧面

②查看开敞部，即为菱形窝下部（待后观察）。

2）脑桥

脑桥背侧面形成第四脑室底的上部。外侧有小脑上脚和小脑中脚连于小脑。脑桥与中脑以菱形窝上缘分界。

3）菱形窝

观察菱形窝的位置和形态（图 19 – 5、图 19 – 7）。菱形窝位于延髓上部和脑桥的背面，呈菱形，故名菱形窝。因其构成第四脑室的底部，故又称**第四脑室底**。

观察菱形窝的边界。外上界为小脑上脚，外下界由内下向外上依次为薄束结节、楔束结节和小脑下脚。外上界和外下界的汇合处为外侧角，外侧角与小脑之间为第四脑室外侧隐窝。

菱形窝的区分和形态结构。纵行的**正中沟**将菱形窝分为左右对称的两半。正中沟的外侧各有一条大致与之平行的**界沟**，将每侧半的菱形窝又分成内、外侧部。外侧部为三角形的**前庭区**，内有前庭神经核。前庭区的外侧角上有一小隆起，称听结节，深面为蜗神经核。界沟与正中沟之间为**内侧隆起**。由正中沟横行向外的**髓纹**是延髓和脑桥在背侧的分界。髓纹以下，内侧隆起的延髓部可见两个小三角区：内上方者为**舌下神经三角**，内含舌下神经核；外下方者为**迷走神经三角**，内含迷走神经背核。沿该三角的下外缘，有一斜行的窄嵴，称分隔索，其与薄束结节之间的窄带为最后区。靠近髓纹上方，内侧隆起上有一圆形的隆凸，为**面神经丘**，内隐面神经膝和展神经核。界沟上端的外侧，在新鲜标本上可见一蓝灰色的小区域，称蓝斑，内含蓝斑核，为含黑色素的去甲肾上腺素能神经元聚集的部位。

4）中脑

观察中脑背侧的两对圆形隆起，为**四叠体**。上方的一对为**上丘**，下方的一对为**下丘**。在上、下丘的外侧，各自向外上方连续为**上丘臂**和**下丘臂**，分别连于间脑的外侧膝状体和内侧膝状体。在下丘的下方与上髓帆之间，观察纤细的**滑车神经**穿出，绕大脑脚由背侧走向腹侧。

（3）观察第四脑室的位置和构成

在脑正中矢状切标本（图19-2）上，观察第四脑室的位置及构成。**第四脑室**位于脑干中下部后方与小脑之间，形似帐篷，底为菱形窝，顶尖伸向后上方的小脑蚓。顶的前上部由两侧小脑上脚及中央的上髓帆构成，后下部由下髓帆及第四脑室脉络组织构成。上髓帆为位于两侧小脑上脚之间的一小块薄层白质板，向后下与小脑相连，其上方被小脑蚓所遮盖。下髓帆亦为薄片白质，在小脑扁桃体前上方，自前面向后下延伸很短距离，即移行为第四脑室脉络组织，后者向后下方连于菱形窝两外下界。第四脑室脉络组织由上皮性的室管膜以及外面覆盖的软脑膜和表面的血管构成。脉络组织内的部分血管反复分支，相互缠绕成丛状，与软膜和室管膜上皮一起突入室腔，形成**第四脑室脉络丛**，呈"U"形分布，两侧横行向外延伸至第四脑室的外侧隐窝，并经第四脑室外侧孔突出于蛛网膜下隙。查看第四脑室内的脉络丛及第四脑室的交通，向上连中脑导水管，向下通延髓中央管，向外侧经外侧孔通蛛网膜下隙，向后经正中孔通小脑延髓池。

4. 脑干内部结构

（1）脑干的内部结构及其特点

首先通过理论学习，理解脑干内部结构构成及其特点。

脑干内部结构构成：灰质、白质和网状结构。

脑干内部结构特点：灰质不相连续、聚集成团，形成神经核，分为脑神经核、中继核、网状核（网状结构内）。白质以上、下行传导束为主，大部分传导束纤维在脑干有交叉。脑干内网状结构很发达，结构和功能复杂，有重要的生命中枢。

（2）脑神经核的位置及其与其他结构的关系

应用脑神经核模型（图19-8、图19-9）、电子脑干模型观察脑神经核的位置及其与脑神经和皮质核束的关系。7 类脑神经核根据其性质和功能，在脑干内按照以下规律纵行排列成 6 个功能柱，且在脑神经核模型中，不同功能柱用不同颜色标记。

①在第四脑室室底灰质中，一般运动性神经核柱位于界沟内侧，感觉性神经核柱位于界沟外侧。

②由中线向两侧依次为一般躯体运动核柱（深红色）、一般内脏运动核柱（黄色）、一般和特殊内脏感觉核柱（绿色）和特殊躯体感觉核柱（浅蓝色）。

③特殊内脏运动核柱（淡红色）和一般躯体感觉核柱（深蓝色）则位于室底灰质（或中央灰质）的腹外侧，网状结构内。

1）一般躯体运动核

一般躯体运动核包括动眼神经核、滑车神经核、展神经核、舌下神经核（图 19 - 8、图 19 - 9）。

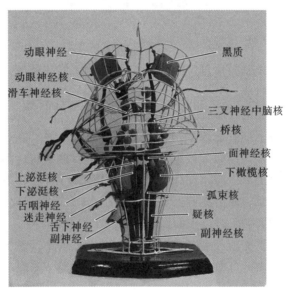

图 19 - 8 神经核模型（腹侧面观）

动眼神经核位于中脑上丘高度，接受双侧皮质核束纤维的传入，发出纤维穿脚间窝外侧壁出脑参与构成动眼神经，支配眼的上、下、内直肌及下斜肌和上睑提肌的运动。

滑车神经核位于中脑下丘高度，正对动眼神经核的下方。接受双侧皮质核束纤维的传入，发出纤维向后绕中脑水管至导水管周围灰质背侧，在上髓帆内左右交叉后，经下丘下方出脑组成滑车神经，支配眼上斜肌的运动。

展神经核位于面神经丘的深面，接受双侧皮质核束纤维的传入，发出纤维行向腹侧，经延髓脑桥沟内侧部出脑构成展神经，支配眼外直肌的运动。

舌下神经核位于舌下神经三角的深面，接受对侧皮质核束纤维的传入，发出纤维走向腹侧，经锥体与橄榄之间出延髓组成舌下神经，支配同侧舌内、外肌的随意运动。

2）特殊内脏运动核

特殊内脏运动核包括三叉神经运动核、面神经核、疑核、副神经核。

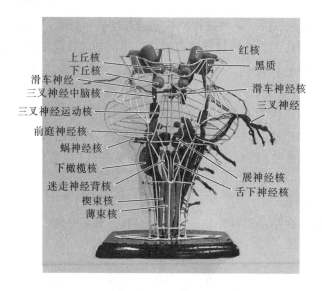

图 19 - 9　神经核模型(背侧面观)

三叉神经运动核位于脑桥中部。三叉神经根纤维紧邻其外侧,接受双侧皮质核束纤维的传入,发出纤维组成三叉神经运动根加入三叉神经,支配咀嚼肌、二腹肌前腹、下颌舌骨肌等由鳃弓衍化的骨骼肌的运动。

面神经核位于脑桥下部。此核发出的纤维先行向背内侧,绕过展神经核背侧形成面神经膝,继而转向腹外侧经面神经核外侧出脑构成面神经的运动根,支配面部表情肌。其中,由面神经核上部神经元(接受双侧皮质核束纤维传入)发出的运动纤维,支配同侧眼裂以上的表情肌;而由面神经核下部神经元(只接受对侧皮质核束纤维传入)发出的运动纤维,支配同侧眼裂以下的面部表情肌。

疑核位于延髓内,下橄榄核背外侧的网状结构中,纵贯延髓的全长,接受双侧皮质核束纤维的传入,发出的纤维加入舌咽神经、迷走神经,支配咽喉部和食管上段骨骼肌的运动。

副神经核包括两部分。延髓部较小,实为疑核的下端,脊髓部位于疑核的下方,延伸至上 5~6 个颈髓节段。副神经核接受双侧皮质核束纤维的传入,其延髓部发出的纤维构成副神经的脑根,最终加入迷走神经,支配咽喉肌。脊髓部发出的纤维组成副神经脊髓根,支配胸锁乳突肌和斜方肌。

3)一般内脏运动核

一般内脏运动核包括动眼神经副核、上泌涎核、下泌涎核、迷走神经背核。

动眼神经副核位于中脑上丘高度,动眼神经核的背内侧。由副交感神经元胞体组成,发出副交感神经的节前纤维加入动眼神经,进入眶后,在睫状神经节内换元。由该神经节发出的节后纤维支配眼球的睫状肌和瞳孔括约肌,以调节晶状体的厚度和瞳孔大小。

上泌涎核位于脑桥的最下端,该核的神经元散在于面神经核尾侧,核团轮廓不清。此核发出副交感神经节前纤维,加入面神经,经岩大神经和鼓索至翼腭神经节和下颌下神经节换元,节后纤维管理泪腺、下颌下腺、舌下腺以及口、鼻腔黏膜腺的分泌。

下泌涎核位于延髓上端的网状结构中，疑核的上方。发出副交感神经节前纤维加入舌咽神经，经其分支至耳神经节换元，节后纤维支配腮腺的分泌。

迷走神经背核位于延髓迷走神经三角的深面。此核发出副交感神经节前纤维，走向腹外侧经下橄榄核的背侧出脑，参与组成迷走神经，节前纤维在所支配的器官旁或器官壁内副交感神经节换神经元。节后纤维支配颈部、胸部和腹部大部分器官的平滑肌、心肌的运动以及腺体的分泌。

4）一般和特殊内脏感觉核

一般和特殊内脏感觉核包括孤束核。

孤束核位于延髓内，界沟外侧，迷走神经背核的腹外侧，上端可达脑桥下端，下端达内侧丘系交叉平面。此核上端属特殊内脏感觉核，接受经舌咽神经和面神经传入的味觉初级纤维终止，故又称味觉核。下部为一般内脏感觉核，主要接受经迷走神经和舌咽神经传入的一般内脏感觉初级纤维的终止。

5）一般躯体感觉核

一般躯体感觉核包括三叉神经感觉核（三叉神经中脑核、三叉神经脑桥核、三叉神经脊束核）。

三叉神经感觉核为脑干内最长的一个脑神经核，根据其功能和位置可分为3部分：由上向下依次为三叉神经中脑核、三叉神经脑桥核和三叉神经脊束核。

三叉神经中脑核上起中脑上丘平面，下端达脑桥中部，位于中脑水管周围灰质的外侧边缘。此核相当于脊神经后根上的脊神经节，神经元的周围突进入三叉神经分布至头面部的咀嚼肌，接受该肌的本体感觉冲动，其中枢突可于三叉神经运动核和三叉神经脊束核等处进行换元。

三叉神经脑桥核位于脑桥中部网状结构内，三叉神经运动核的外侧，主要接受经三叉神经传入的头面部触觉、压觉初级纤维，还接受部分来自三叉神经中脑核的纤维传入。

三叉神经脊束核为一细长的核团，其上端达脑桥中、下部，与三叉神经脑桥核相续；下端可延伸至第1、2颈段脊髓，与脊髓灰质后角相续。此核的外侧始终与三叉神经脊束相邻，接受三叉神经根内传递头面部痛觉、温觉的初级感觉纤维；下部还接受来自面神经、舌咽神经和迷走神经的一般躯体感觉纤维的传入。三叉神经脊束核发出的纤维越中线交叉至脑干对侧半上升，形成三叉丘脑束（三叉丘系）。

6）特殊躯体感觉核

特殊躯体感觉核包括前庭神经核和蜗神经核。

前庭神经核位于前庭区的深面，可分为前庭上核、前庭下核、前庭内侧核及前庭外侧核四个部分。主要接受前庭神经传入的初级平衡觉纤维；发出纤维主要组成前庭脊髓束和内侧纵束，调节伸肌张力以及参与完成视觉、听觉反射。

蜗神经核位于听结节的深面，分为蜗腹侧核及蜗背侧核。接受蜗神经传入的初级听觉纤维。发出的纤维，大部分沿脑桥被盖前部越中线交叉到对侧上升，这些横行交叉的纤维构成**斜方体**；小部分纤维不交叉，在同侧上行，共同构成外侧丘系。

（3）非脑神经核

应用模型（图 19 - 8、图 19 - 9）观察脑干内的主要中继核的位置和形态。

1）延髓内的非脑神经核

薄束核与**楔束核**分别位于延髓下部薄束结节和楔束结节的深面，分别接受薄束和楔束纤维的终止。传出纤维在本平面绕过中央灰质外侧形成**内弓状纤维**，并在中央管腹侧越中线交叉至对侧，形成**内侧丘系交叉**。交叉后的纤维在中线两侧、锥体束的后方折转上行，称为**内侧丘系**，终止于背侧丘脑。薄束核和楔束核是向脑的高级部位传递躯干四肢意识性本体感觉和精细触觉冲动的中继核团。

下橄榄核位于延髓橄榄的深面，为一开口向内的皱褶囊袋状灰质团，在人类特别发达。下橄榄核广泛接受脊髓全长的上行投射纤维和脑干感觉性中继核团的传入纤维；还接受大脑皮质、背侧丘脑、基底核、红核和中脑导水管周围灰质的下行投射纤维。下橄榄核发出纤维越过中线行向对侧，与脊髓小脑后束等共同组成小脑下脚，进入小脑。故下橄榄核可能是大脑皮质、红核等与小脑之间纤维联系的重要中继站，参与小脑对运动的调控。

2）脑桥内的非脑神经核

脑桥核为大量分散存在于脑桥基底部的神经元。接受来自同侧大脑皮质广泛区域的皮质脑桥纤维，其传出纤维横行交叉至对侧，组成小脑中脚进入小脑。因此，脑桥核可作为大脑皮质和小脑皮质之间纤维联系的中继站。

上橄榄核位于脑桥中、下部的被盖腹侧部，内侧丘系的背外侧，脊髓丘脑束的背侧。此核接受双侧蜗腹侧核的传出纤维，发出纤维加入双侧的外侧丘系，参与声音的空间定位。

3）中脑内的非脑神经核

下丘核位于下丘的深面，由明显的中央核及周围的薄层白质构成。此核为听觉传导通路的重要中继站，接受外侧丘系的大部分纤维，传出纤维经下丘臂投射至内侧膝状体。同时也是重要的**听觉反射中枢**，可发出纤维终止于上丘，再经顶盖脊髓束终止于脑干和脊髓，参与听觉反射活动。

上丘灰质位于上丘深面，由浅入深呈灰、白质相间排列的板层结构，在人类构成重要的**视觉反射中枢**。上丘浅层的传入纤维主要来自大脑皮质视觉中枢和视网膜节细胞的轴突（视束），同时接受额叶皮质（8 区）的皮质顶盖纤维，以参与两眼的迅速扫视运动。此核深层主要接受大脑皮质听觉中枢、脊髓、下丘核和各类听觉中继核的传入纤维。上丘的传出纤维主要由其深层发出，经被盖背侧交叉后下降构成顶盖脊髓束，可使头、颈部完成视、听反射活动。部分传出纤维到达脑干网状结构，或顶盖的其他核团，以应答视觉和听觉刺激对眼的位置的反射。

顶盖前区位于中脑和间脑的交界部。此区细胞接受经视束和上丘臂而来的视网膜节细胞的纤维传入，发出纤维至双侧的动眼神经副核换元，从而使双眼完成直接和间接的瞳孔对光反射。

红核位于中脑上丘高度的被盖中央部，黑质的背内侧，上端延伸至间脑尾部。此核主要接受来自对侧半小脑新皮质及小脑中央核经小脑上脚传入的纤维。其传出纤维在上丘下部平面,被盖的腹侧部交叉至对侧形成被盖腹侧交叉,然后下行组成红核脊髓束,终止于脊髓颈段的前角运动细胞,以调节屈肌的张力和协调运动。

黑质位于中脑被盖和大脑脚底之间,呈半月形,占据中脑全长,并伸入间脑尾部。根据其细胞构筑,黑质可分为两部,即黑质网状部和黑质致密部。黑质致密部细胞主要为多巴胺能神经元,其合成的多巴胺可经黑质纹状体纤维释放至纹状体,以调节纹状体的功能活动。

(4)脑干内的纤维束

应用传导路模型,观察脑干内上行传导束(脊髓丘脑束、内侧丘系、外侧丘系、三叉丘系)与下行传导束(锥体束)在脑干内的走行部位、来源和终止。

1)长的上行纤维束

内侧丘系为薄束核和楔束核发出的纤维交叉至对侧上升而成。此束依次穿过延髓、脑桥和中脑,止于背侧丘脑腹后外侧核。内侧丘系传递对侧躯干、四肢的本体感觉和精细触觉。

脊髓丘脑束为脊髓内脊髓丘脑侧束和脊髓丘脑前束的延续,两者在脑干内逐渐靠近,又称**脊丘系**。脊髓丘脑束终止于背侧丘脑腹后外侧核。传递对侧躯干、四肢的痛觉、温觉和粗略触压觉。

三叉丘脑束又称**三叉丘系**,是由三叉神经脊束核及大部分三叉神经脑桥核发出的感觉纤维,越过中线至对侧上行而形成,其紧贴于内侧丘系的背外侧,止于背侧丘脑腹后内侧核。该纤维束主要传导对侧头面部皮肤、牙及口、鼻黏膜的痛觉、温觉和触压觉。

外侧丘系由起于双侧蜗神经核和双侧上橄榄核的纤维所组成。蜗神经核和上橄榄核发出的二、三级听觉纤维大部分经脑桥中、下部的被盖腹侧部横行,越过中线交叉至对侧,形成**斜方体**(其外侧部被上行的内侧丘系纤维所穿过),然后在上橄榄核的外侧折转上行,构成外侧丘系;少部分纤维不交叉,加入同侧的外侧丘系而上行。该丘系在脑桥行于被盖的腹外侧边缘部,在中脑的下部进入下丘核,大部分纤维在此终止换元,部分纤维则止于内侧膝状体。外侧丘系主要传导双侧耳的听觉冲动。

2)下行纤维束

锥体束主要由大脑皮质中央前回及中央旁小叶前部的巨型锥体细胞(Betz细胞)和其他类型锥体细胞发出的轴突构成。锥体束纤维经内囊下行达脑干,穿行于中脑的大脑脚底中3/5,脑桥基底,至延髓腹侧聚集为延髓的锥体。

锥体束包括两部分,即皮质核束(又称皮质脑干束)和皮质脊髓束。**皮质核束**纤维在脑干内下行,发出的分支终止于大部分双侧的一般躯体运动核和特殊内脏运动核及对侧的面神经核下半和舌下神经核,支配双侧大部分的头面部骨骼肌、对侧眼裂以下的表情肌及对侧的舌肌。**皮质脊髓束**穿过脑干至锥体下端,大部分纤维在此越中线交叉至对侧,形成**锥体交叉**,交叉后的纤维在对侧脊髓内下降,称**皮质脊髓侧束**;小部分未交叉的纤维仍在本侧半脊髓前索内下降,称**皮质脊髓前束**。皮质脊髓束主要支配对侧肢体骨骼肌和双侧躯干肌的随意运动。

在延髓内除上述锥体束外，还有起自对侧红核的红核脊髓束；起自上丘的顶盖脊髓束；起自前庭核的前庭脊髓束和起自网状结构的网状脊髓束等。

5. 观察典型横断面的结构

结合图谱、3D 解剖学数字教学软件，学习脑干典型横断面的主要结构。

（1）锥体交叉平面

锥体交叉平面的外形及内部结构类似于脊髓。断面的中心为中央管，中央管周围为中央灰质。断面腹侧可见锥体交叉，背侧为薄束、薄束核、楔束和楔束核。

（2）内侧丘系交叉平面

中央管向背侧移位，在前正中裂两侧出现锥体，中央灰质的腹外侧和外侧可见舌下神经核和迷走神经背核。背侧可见明显的薄束核、楔束核，二核发出的内弓状纤维在中央管腹侧交叉，形成内侧丘系交叉。

（3）橄榄中部平面

橄榄中部平面的断面背侧为第四脑室底，可见正中沟、界沟。在室底灰质中线两侧可见舌下神经核及其发出的舌下神经、迷走神经背核及相连的迷走神经、前庭神经核。断面腹侧可见锥体，橄榄深面为囊袋状下橄榄核。

在该断面，舌下神经根和迷走神经根将延髓分为 3 个部分，即内侧部、外侧部和后部。外侧部和后部合称为被盖部。

（4）橄榄上部平面

此断面下橄榄核变小，断面外侧出现蜗神经核。

（5）脑桥下部经面神经丘平面

脑桥下部经面神经丘平面断面的腹侧膨大为基底部，内含横行的脑桥小脑纤维、纵行的锥体束和散在的脑桥核。在背侧菱形窝内，中线两侧为面神经丘，面神经丘的深面为面神经膝和展神经核。断面外侧部为粗大的小脑中脚。

（6）脑桥中上部经三叉神经根平面

断面腹侧基底部膨大更为明显、背侧菱形窝变小。在被盖部的外侧部，可见三叉神经脑桥核、三叉神经运动核及三叉神经根。

脑桥内部结构以斜方体为界，分为腹侧的基底部与背侧的被盖部。

（7）中脑下丘平面

断面背侧中线两旁隆起为下丘，下丘内灰质为下丘核。其腹侧可见中脑导水管及其周围的中脑导水管周围灰质，其腹侧部中线两旁有滑车神经核。在大脑脚可见黑质，其腹背侧分别为被盖和大脑脚底。

（8）中脑上丘平面

断面背侧的隆起为上丘，其深面为上丘灰质。中脑水管清晰可见，中央灰质的腹侧有动眼神经核、动眼神经副核，两核发出的动眼神经行向腹侧，经脚间窝出脑。在大脑脚可见横断面为圆形的红核，其前方有半月形的黑质。中脑内部结构借中脑导水管分为背侧的顶盖和腹侧的大脑脚。大脑脚又被黑质分为腹侧的大脑脚底及背侧的被盖。

6. 了解脑干网状结构的概念及主要功能

（1）概念

脑干网状结构是指在延髓、脑桥、中脑的中央灰质以及第四脑室室底灰质的前外侧，脑干的被盖区内，除了明显的脑神经核、非脑神经核（中继核）以及长的纤维束之外，还有一个非常广泛的区域，存在着纵横交错成网状的神经纤维，其间散在有大小不等的神经细胞团块。此区域即为脑干网状结构。

（2）功能

①与大脑的联系，上行激动与抑制。

②与脊髓的联系，调节躯体运动。

③调节内脏活动：在脑干的网状结构中，存在着重要的生命中枢，如心血管运动中枢和呼吸中枢，以及血压调节中枢和呕吐中枢等。

④参与睡眠发生，抑制痛觉传递。

【注意事项】

①脑干因其区域狭小和结构复杂，故在实习时要求尽可能多地结合模型、3D 解剖学教学软件、图谱进行学习，以便在头脑中建立立体构形。

②脑干的内部结构，应以理论学习为主，实习课主要在脑神经核模型、电子脑干模型，3D 解剖学教学软件上观察脑干的脑神经核。应用特制的各类传导束模型观察通过脑干内的传导束，包括四个丘系的形成、在脑干内的位置和交叉平面，以及锥体束的位置和交叉。

③脑干网状结构的核团和纤维联系复杂而且没有模型展示，该部分作为了解内容。

【知识拓展与临床联系】

1. 黑质与帕金森病

黑质是位于中脑被盖和大脑脚底之间的半月形神经核团。根据其细胞构筑，分为两部，即黑质网状部和黑质致密部。黑质致密部细胞主要为多巴胺能神经元，由其合成的多巴胺可经黑质纹状体纤维释放至纹状体，以调节纹状体的功能、活动。黑质多巴胺能神经元受损，脑内多巴胺含量下降，是导致帕金森病的重要原因。帕金森病主要表现为肌肉强直，运动受限和减少，出现肢体或头部震颤。左旋多巴是多巴胺前体，可通过血脑屏障，在脑内经多巴脱羧酶的作用而形成多巴胺，在该疾病的早期治疗中效果显著。

2. 脑干损伤及其临床表现

脑干是中枢神经系统内感觉和运动重要神经核团和纤维束汇聚的部位，损伤后会出现感觉、运动等功能障碍。多数损伤是由于该部位血管的梗死或出血所致。不同部位损伤引起不同的临床表现。由于下行的锥体束主要走行在脑干腹侧，故腹侧病变可损伤锥体束，引起不同范围和不同程度的对侧肢体瘫痪。而脑神经根也多从腹侧出脑。

因此，脑干腹侧病变患者，除了出现对侧肢体瘫痪外，还往往有同侧脑神经（核）受损的表现，即交叉性瘫痪，是脑干病变特有的表现，也是脑干定位诊断的重要依据。

【思考与练习】

1. 与眼球运动有关的脑神经核有哪些？
2. 哪些神经核与舌的感觉和运动有关？
3. 上、下行纤维束中有哪些纤维束在脑干内交叉，其交叉部位在何处？
4. 绘制菱形窝内主要结构的简图。

（冯改丰　马延兵）

实验二十　小脑、间脑

【实验目的】

1. 掌握

①小脑的位置、外形、分叶和功能分区；小脑扁桃体的位置和临床意义。

②小脑的内部构造，小脑核的名称、位置和主要纤维联系。

③小脑三对脚的位置，所含纤维束和功能。

④间脑的位置、分部及各部的组成和位置。

⑤第三脑室的位置和通连。

⑥背侧丘脑核团的划分；特异性中继核团的名称、纤维联系和功能。

⑦后丘脑的位置、核团和功能。

⑧下丘脑的分部；主要核团的名称、位置和功能。

2. 了解

①小脑皮质神经元的类型及细微结构。

②前庭小脑、脊髓小脑和大脑小脑的组成、纤维联系和功能。

③背侧丘脑联络性核团和非特异性投射核团的位置、分部和功能。

④上丘脑和底丘脑的位置、分部、内部结构和功能。

⑤下丘脑的主要纤维联系和功能。

【实验材料】

①"中枢神经系统"教学录像、挂图。

②3D 解剖学教学软件："中国数字人"(电脑版)、3D body(手机版)。

③模型：脑干间脑放大模型、背侧丘脑核团模型。

④标本：整脑标本；脑正中矢状切，经红核、黑质的脑冠状切(示底丘脑)标本；游离小脑标本；小脑脑干标本；小脑脚标本；小脑水平切染色标本。

【实验内容与方法】

1. 观看"中枢神经系统"教学录像

2. 观察小脑标本

(1)位置

在头部正中矢状切标本(图 19-1)上观察小脑的位置。小脑位于颅后窝，上方隔小脑幕与端脑枕叶底面相对，前下方借小脑三对脚与脑干相连。

（2）外形

取游离小脑标本（图 20 - 1、图 20 - 2 和图 20 - 3）观察其外形。小脑外形分为两侧膨大的**小脑半球**和中间狭细的**小脑蚓**。其上面较平，观察位于前、中 1/3 交界处略呈"V"字形的**原裂**。在小脑下面观察蚓部及小脑半球，辨认蚓部自前向后分为**小结、蚓垂、蚓锥体及蚓结节**。**小脑扁桃体**为半球前内侧突出部。在小脑下面的前部查看小脑上、中、下三对脚的切面，于小脑中脚的后方观察**绒球**，其通过**绒球脚**与小结相连，绒球和小结后方的深沟为**后外侧裂**。结合小脑脚标本（图 20 - 4），进一步理解小脑三对脚的位置与作用。

在脑底面（图 19 - 3）上，查看小脑扁桃体的位置，理解其临床意义。

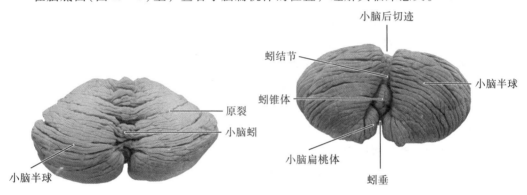

图 20 - 1　小脑的外形（上面观）　　　　图 20 - 2　小脑的外形（下面观）

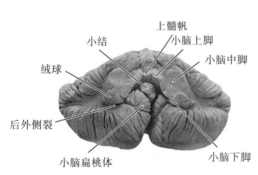
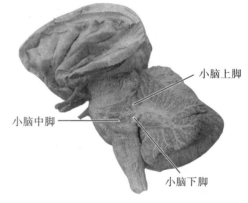

图 20 - 3　小脑的外形（前面观）　　　　图 20 - 4　小脑三对脚

（3）分叶

小脑表面沟、裂较多。在小脑标本上，观察小脑原裂、后外侧裂及小脑的**外形分叶**（前叶——上面原裂以前；后叶——上面原裂以后及下面大部；绒球小结叶）。结合小脑分叶示意图和 3D 解剖学教学软件理解小脑的分区（内侧区、中间区和外侧区）以及**功能分叶**[原小脑，即绒球小结叶；旧小脑，即小脑体内侧区（蚓部）和中间区；新小脑，即小脑体外侧区]。

（4）内部结构

在小脑水平切染色标本（图20-5）上，观察位于小脑表面的**皮质**，位于深面的**髓质**以及位于小脑髓质内的**小脑核**（**齿状核**、**栓状核**、**球状核**和**顶核**）。结合小脑的纤维联系及进化顺序，理解小脑核与小脑功能分叶的关系。

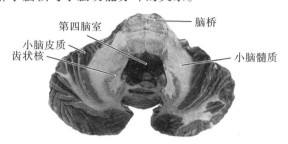

图20-5　小脑水平切

（5）小脑的功能

前庭小脑主要调节躯干肌运动、协调眼球运动以及维持身体平衡。脊髓小脑主要调节肌张力。大脑小脑主要调控骨骼肌的随意、精细运动。

3. 观察间脑标本及模型

间脑位于中脑和端脑之间，分为**背侧丘脑**、**下丘脑**、**上丘脑**、**后丘脑**和**底丘脑**五部分。两侧间脑之间的裂隙为第三脑室。除部分下丘脑外，间脑的其他部分在整脑标本上观察不到。

（1）背侧丘脑

1）位置和外形

背侧丘脑位于中脑被盖的上方，为一对卵圆形的灰质团块，其前端细小为**丘脑前结节**，后端粗大为**丘脑枕**，两侧借**丘脑间黏合**相连。在脑正中矢状切（图19-2）、间脑脑干标本（图19-6）上，辨认背侧丘脑、丘脑间黏合、下丘脑沟、丘脑前结节、丘脑枕、尾状核、终纹等结构，理解背侧丘脑的位置。

2）核团划分

在背侧丘脑核团模型上，查看丘脑前结节、丘脑枕及呈"Y"字形的**内髓板**（背侧丘脑内部的白质）。观察背侧丘脑的6组核团，即**前核群**、**内侧核群**、**外侧核群**、**中线核**、**板内核**及**丘脑网状核**。重点观察外侧核群，它又分为位于上方的背侧组和位于下方的腹侧组。背侧组分为背外侧核、后外侧核及枕。腹侧组分为**腹前核**、**腹外侧核**（腹中间核）和**腹后核**（分腹后内侧核和腹后外侧核）。腹侧组的三个核团属于特异性中继核团。其中，腹前核和腹外侧核主要接受小脑齿状核、苍白球和黑质的传入纤维，中继后发纤维投射至躯体运动中枢，调节躯体运动。腹后内侧核接受三叉丘系和孤束核的纤维，**腹后外侧核**接受内侧丘系和脊髓丘系的纤维，中继后发纤维投射至躯体感觉中枢，产生感觉。

（2）后丘脑

在间脑脑干标本（图19-7）上，查看位于背侧丘脑后外下部的两对隆起，即**内**、**外侧膝状体**，构成**后丘脑**。内、外侧膝状体为特异性中继核。前者是听觉中继核，接受下丘来的听觉纤维，组成听辐射投射至听觉中枢。后者是视觉中继核，接受视束来的视觉纤维，组成视辐射投射至视觉中枢。观察视束、外侧丘系、视辐射及听辐射与它们的联系。

（3）上丘脑

在间脑脑干标本（图19-7）上，观察位于中脑顶盖上方的**上丘脑**，辨认**松果体**、**缰三角**、**缰连合**、**丘脑髓纹**和**后连合**等结构。注意松果体在16岁后常发生钙化，理解其临床意义。

（4）底丘脑

在经红核、黑质的大脑冠状切标本（图20-6）上，观察位于黑质上方、红核外侧的**底丘脑核**。

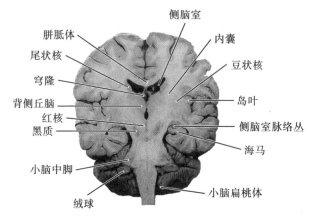

图20-6 大脑冠状切（经红核、黑质）

（5）下丘脑

1）位置及分区

在脑底面和正中矢状切标本（图19-2、图19-3）上，观察位于背侧丘脑前下方的**下丘脑**，二者之间以**下丘脑沟**分隔，查看其组成（自前向后）：**视交叉**、**视束**、**灰结节**、**漏斗**、**垂体**、**乳头体**。辨认下丘脑的4个分区（自前向后）：视前区、视上区、结节区和乳头体区。

2）核团划分

利用3D解剖学教学软件学习下丘脑的核团。重点学习**视上核**、**室旁核**、**漏斗核**及其发出的纤维束（视上垂体束、室旁垂体束、结节漏斗束），理解下丘脑的功能。

（6）第三脑室

在脑正中矢状切标本（图19-2）上，观察位于两侧背侧丘脑和下丘脑间的第三脑室，探查其边界及通连。第三脑室的两侧壁为背侧丘脑和下丘脑，顶为脉络丛，底为视交叉、灰结节、漏斗和乳头体，前界为终板，向后经中脑水管通第三脑室。在下丘脑沟前端有室间孔，与侧脑室相通。

【注意事项】

①观察脑标本时要小心爱护，切勿用镊子夹持，要轻拿轻放。

②端脑与间脑之间及间脑各部分之间的分界不清，观察时应加注意。

③实习过程中需将标本、教材、图谱、3D 解剖学教学软件有机结合，体会各结构的立体概念。

【知识拓展与临床联系】

1. 小脑损伤的典型表现

小脑是锥体外系的重要组成部分，主要功能是调节肌张力、维持身体姿势和协调随意运动。因此，小脑的损伤会引起运动障碍，而不是瘫痪和一般感觉障碍。另外，小脑损伤后的运动障碍出现在同侧。这是因为以下两点。

①经小脑上脚发出的纤维经过两次交叉返回同侧：小脑上脚交叉至对侧大脑皮质和红核，而皮质脊髓束和红核脊髓束再次交叉。

②经小脑下脚发出的纤维不交叉始终在同侧：原小脑发出小脑前庭束至同侧前庭神经核，后者发出前庭脊髓束至同侧脊髓前角运动神经元。

2. 尿崩症

尿崩症是由于下丘脑－神经垂体病变引起精氨酸加压素（AVP），又称抗利尿激素，不同程度的缺乏，或由于多种病变引起肾脏对 AVP 敏感性缺陷，导致肾小管重吸收水的功能发生障碍的一组临床综合征。前者为中枢性尿崩症，后者为肾性尿崩症。其临床特点为多尿、烦渴、低比重尿或低渗尿。尿崩症常见于青壮年人群，男女之比为2:1。

中枢性尿崩症分为原发性、继发性和遗传性三种。原发性的病因不明，占尿崩症的 30% ~ 50%。继发性的常见于头颅外伤和下丘脑－垂体手术、蝶鞍上肿瘤、肉芽肿、感染性疾病、血管病变及自身免疫性疾病等。少数中枢性尿崩症患者有家庭史，呈常染色体显性遗传，由精氨酸加压素－神经垂体素运载蛋白（AVP－NP2）基因突变所致。还有少量的常染色体隐性遗传性、X 连锁隐性遗传性尿崩症。另外，妊娠后期和产褥期妇女也可发生轻度尿崩症，主要与血液中 AVP 降解酶水平增高有关。

3. 松果体与性早熟

松果体是上丘脑中位于四叠体上方的内分泌腺体，能产生褪黑素、生长抑素、促甲状腺激素释放激素、P 物质、脑啡肽和内啡肽等多种生物活性物质。松果体在儿童期极为发达，16 岁后逐渐钙化，可作为 X 线诊断颅内占位性病变的定位标志。松果体分泌的褪黑素不仅具有调节生物节律、清除自由基的作用，还可抑制垂体促性腺激素的释放，间接影响性腺的发育。在儿童期，若松果体病变引起功能不足时，可出现性早熟或生殖器官过度发育；若分泌功能过剩，可导致青春期延迟。

【思考与练习】

1. 原小脑、旧小脑与新小脑在进化和功能上有何不同？

2. 间脑分为哪几个部分，下丘脑的纤维联系及功能如何？

3. 何为古丘脑、旧丘脑和新丘脑？

4. 原小脑、旧小脑与新小脑损伤会引起哪些相应症状？

（新 辉）

实验二十一　端　脑

【实验目的】

1. 掌握

①大脑半球的外形、分叶及主要沟回。

②第Ⅰ躯体运动区、第Ⅰ躯体感觉区的位置、特点和功能。

③视觉区、听觉区的位置；语言中枢的分部、位置和功能。

④端脑的内部结构；基底核的组成和位置；纹状体的组成、区分和功能。

⑤侧脑室的形态、分部。

⑥胼胝体的位置、形态、分部及纤维联系。

⑦内囊的位置、形态、分部和各部主要投射纤维束的排列和位置关系。

2. 了解

①嗅觉区、味觉区和平衡觉区在大脑皮质上的位置。

②大脑皮质的分部(原皮质、旧皮质和新皮质)、分层及各层神经元的构筑。

③大脑皮质神经元的联系和功能。

④大脑半球髓质纤维的分类。

⑤联络纤维和连合纤维的组成和形态结构。

⑥基底前脑的概念。

⑦边缘系统的组成和纤维联系概况。

【实验材料】

①"中枢神经系统"教学录像、挂图。

②3D解剖学教学软件："中国数字人"(电脑版)、3D body(手机版)。

③模型：脑干间脑放大模型、基底核模型。

④标本：大脑半球标本，去除外侧沟周围脑组织的岛叶标本，海马及穹隆标本，大脑半球染色(示重要脑回)标本，大脑髓质(示联络纤维及胼胝体)标本，大脑水平切(示基底核及内囊)标本，侧脑室标本。

【实验内容与方法】

1. 观看"中枢神经系统"教学录像
2. 观察端脑标本及模型

(1)外形和分叶

在大脑半球标本(图19-2、图21-1)上，观察端脑的左、右**大脑半球**及位于其间的**大脑纵裂**，观察大脑半球的三个面(上外侧面、内侧面和下面)，辨认**外侧沟**(起于半球下面，行向后上方至上外侧面，为大脑最明显和最深的沟，近似水平位)、**中央沟**(起于半球上缘中点稍后方，斜向前下，下端达外侧沟上方，上端延伸至半球内侧面)和**顶枕沟**(位于半球内侧面胼胝体的后部，自下向上至半球上缘)以及借此分隔的**额叶、颞叶、顶叶、枕叶**。在显示**岛叶**的标本(图21-2)上，观察岛叶位于外侧沟深面，被部分颞叶、顶叶和额叶所掩盖。

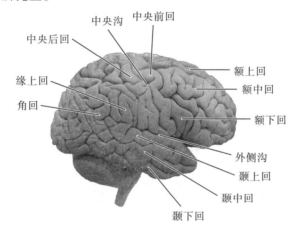

图 21-1　大脑半球外侧面观

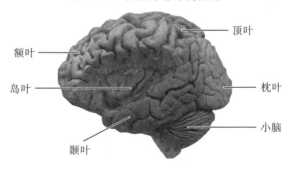

图 21-2　岛叶

(2)主要沟与回

在大脑半球标本(图21-1、图19-2和图19-3)上，观察重要的脑沟与脑回。

在上外侧面上，观察位于中央沟前方的额叶：**中央前沟**与中央沟平行，在其前方有与上缘平行的**额上沟**和**额下沟**；辨认**中央前回**(中央沟和中央前沟之间)、**额上回**、**额中回、额下回**。在中央沟后方观察顶叶：**中央后沟**与中央沟平行，在其后方有与上缘平行的**顶内(间)沟**,辨认**中央后回**(中央沟与中央后沟之间)、**顶上小叶**、顶下小叶(包括**缘上回**:位于外侧沟末端;**角回**:位于颞上沟末端)。观察位于外侧沟下方的颞叶:有与外侧沟平行的颞上沟和颞下沟,辨认**颞上、中、下回**及**颞横回**(位于颞上回后部)。**枕前切迹**为外侧缘在枕极前方的凹陷。

在内侧面上,首先观察自中央前、后回延伸到内侧面的**中央旁小叶**,其后方的沟为扣带沟的缘支。在内侧面的中部有前后方向略呈弓形的白质——**胼胝体**,依次向上分别为**胼胝体沟、扣带回、扣带沟**及**额内侧回**,向下为透明隔及呈弓形的纤维束——**穹隆**。在内侧面后部观察顶枕沟,可见在枕叶内与之呈"Y"形分布的**距状沟**,**楔叶**和**舌回**分列于距状沟的上、下方,顶枕沟与扣带沟缘支之间为**楔前叶**。

在底面,观察在额叶内侧部由**嗅球**和**嗅束**所占据的区域——**嗅沟**,嗅束向后于近视束处扩展成**嗅三角**;嗅沟内侧为直回,外侧为眶回;在颞叶的下面,由外向内依次为枕颞外侧回、枕颞沟、枕颞内侧回、侧副沟、**海马旁回、海马旁回钩**及海马沟等结构。在海马及穹隆标本(图21-3)上,观察**齿状回**及**海马**,二者构成**海马结构**。注意分辨海马旁回、海马沟、海马和海马结构,不要混淆。

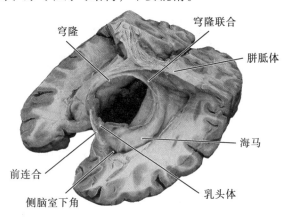

图 21 - 3　海马及穹隆

(3)皮质功能定位

在大脑半球皮质功能区染色标本(图21-4、图21-5)上,辨认**第1躯体运动区**(中央前回和中央旁小叶前部)、**第1躯体感觉区**(中央后回和中央旁小叶后部)、**视觉区**(距状沟上、下方的枕叶皮质)、**听觉区**(颞横回)、平衡觉区、嗅觉区、味觉区、**内脏活动中枢**(边缘叶)及各语言中枢(**运动性语言区**:额下回后部;**书写区**:额中回后部;**听觉性语言区**:颞上回后部;**视觉性语言区**:角回)。重点理解第1躯体运动区及感觉区的局部定位特点(交叉、倒置、头部正立;下肢的投射区为中央旁小叶,躯干的投射区为中央前、后回上部,上肢的投射区为中央前、后回中部,中央前、后回下部为头部投射区),以及各语言中枢损伤后的临床表现。

(4)内部结构

在脑水平切标本(图21-6)上,观察大脑皮质、髓质、基底核及侧脑室的位置关系。

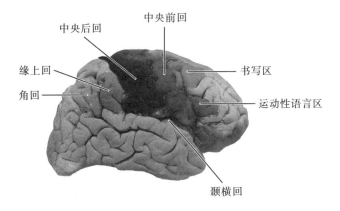

图 21 - 4 大脑半球背外侧面皮质功能区

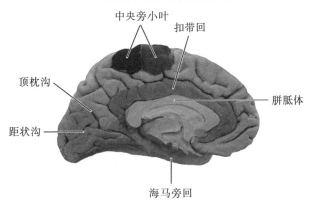

图 21 - 5 大脑半球内侧面皮质功能区

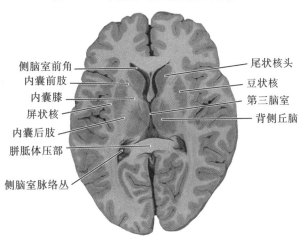

图 21 - 6 脑水平切

1）基底核

利用间脑脑干模型（图 19 - 5）及 3D 解剖学教学软件学习豆状核、尾状核、屏状核及杏仁体的形态及位置关系。在脑水平切标本（图 21 - 6）上观察这些核团，并辨认豆状核及尾状核的分部（**豆状核**呈三角形，内部被两层纤维板分为三部分，外侧为**壳**，内侧两部分合称**苍白球**。**尾状核**在水平切面上被分成前、后两部分，分别位于背侧丘脑的前、后方，前部较大，是尾状核的头；后部较小，是尾状核的尾。豆状核和尾状核组成**纹状体**）。理解新、旧纹状体的概念（尾状核和壳合称**新纹状体**，苍白球又称**旧纹状体**）及意义。**屏状核**位于岛叶皮质与豆状核之间的髓质内。

2）大脑髓质

大脑髓质分为联络纤维、连合纤维及投射纤维三类。

联络纤维：联络纤维位于大脑半球内，连接同侧的脑回与脑叶。在大脑半球联络纤维标本（图21-7）上，观察**弓状纤维**（联系相邻脑回的短纤维）。联系同侧半球各叶之间的长纤维有**上纵束**（位于豆状核与岛叶的上方，连接额、顶、枕、颞四个叶）、**下纵束**（连接枕叶和颞叶）、**扣带**（位于扣带回和海马旁回的深部，连接边缘叶的各部）和**钩束**（呈钩状，连接额叶和颞叶的前部）。

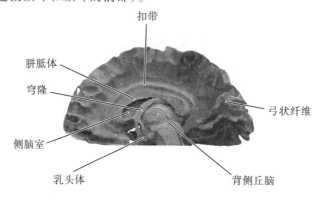

图21-7 大脑半球联络纤维（内侧面观）

连合纤维：连合纤维为连接两侧大脑半球的纤维，包括**前连合**、**胼胝体**及**穹隆连合**。在脑正中矢状切标本（图19-2）上，观察胼胝体，呈弓形，从前向后分为**嘴、膝、干和压部**四个部分。在脑水平切标本上，观察胼胝体的**额钳**（连接两侧额叶）和**枕钳**（连接两侧颞叶和枕叶）。在大脑髓质标本（图21-8）上，观察胼胝体的整体纤维走向。

在脑正中矢状切（图19-2）及海马穹隆标本（图21-3）上，观察并辨认穹隆的起始及走行（由海马行至下丘脑乳头体），注意观察**穹隆连合**的纤维（在胼胝体下方，越至对侧，连接对侧海马）。

投射纤维（内囊）：投射纤维由连接大脑皮质和各级皮质下中枢之间的往返性纤维组成。在脑水平切染色标本（图21-6）上，观察位于豆状核、尾状核和背侧丘脑之间的**内囊**，辨认其**前肢**（位于豆状核和尾状核头之间）、**膝**和**后肢**（位于豆状核和背侧丘脑之间）。借助教学录像及3D解剖学教学软件，掌握内囊各部通过的主要纤维束（膝部：皮质核束；后肢：皮质脊髓束、丘脑中央辐射、听辐射、视辐射），理解内囊损伤出现的临床表现。

3）侧脑室

在脑正中矢状切（图19-2）、脑水平切（图21-6）及**侧脑室**标本（图21-9）上，辨认侧脑室**中央部**（顶叶内）、**前角**（额叶内）、**后角**（枕叶内）及**下角**（颞叶内），理解侧脑

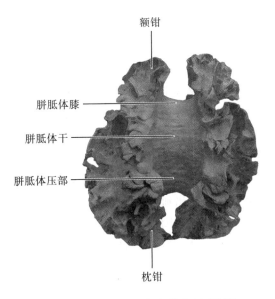

图 21-8 大脑髓质(上面观)

室的位置、形态及其通连。侧脑室脉络丛主要位于后角和中央部，经室间孔第三脑室。

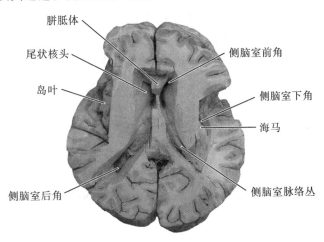

图 21-9 侧脑室

(5)边缘系统

在脑正中矢状切(图19-2)标本上，查看在胼胝体周围，由隔区(胼胝体下区和终板旁回)、扣带回、海马旁回、海马、齿状回、岛叶前部及颞极组成的**边缘叶**。理解边缘系统的概念及功能。

【注意事项】

1. 观察脑标本时要小心爱护，切勿用镊子夹持，要轻拿轻放。

2. 端脑与间脑之间及间脑各部分之间的分界不清，观察时应加注意。

3. 实习过程中需将标本、教材、图谱、3D 解剖学教学软件有机结合，体会各结构的立体概念。

【知识拓展与临床联系】

1. 脑卒中

脑卒中又称"中风"，是一种急性脑血管疾病，具有发病率高、死亡率高和致残率高的特点。它是由于脑部血管突然破裂或因血管阻塞导致血液不能流入大脑而引起脑组织损伤的一组疾病，包括缺血性和出血性脑卒中。缺血性卒中的发病率，占脑卒中总数的 60% ~70%。颈内动脉和椎动脉闭塞和狭窄可引起缺血性脑卒中，患者年龄多在 40 岁以上，男性较女性多。出血性卒中的死亡率和致残率高。根据出血部位不同，出血性脑卒中又可分为内囊出血、脑桥出血、小脑出血、脑叶出血及脑室出血等不同类型。其中，内囊出血最为常见，主要是因为大脑中动脉的分支——豆纹动脉破裂所致，出血压迫内囊内通过的纤维束会出现不同的症状。最典型的症状是以偏身感觉障碍（丘脑中央辐射受损）、偏身运动障碍（皮质核束、皮质脊髓束受损）和对侧视野同向性偏盲（视辐射受损）为特征的"三偏征"。

2. 胼胝体切开术

胼胝体切开术又称"裂脑术"，是将严重癫痫患者的左、右脑间胼胝体切除，从而使癫痫病情得到缓解的一种手术。其理论来源是实验室证实胼胝体是癫痫放电从一侧半球扩散到另一侧半球的主要通路，故切断它可以阻止癫痫放电扩散。首次人类裂脑术是在 1962 年的洛杉矶完成的，一位 48 岁的老兵患了严重的癫痫病，患者尚未从一次抽搐中恢复过来，又一次抽搐便已来临。他的医生在所有其他治疗方法都失败后，进行了一次大胆的手术：通过切开胼胝体来切断左、右脑之间的联系。手术效果很好，不仅减轻了抽搐，甚至患者完全被治愈了。随着脑不对称研究的开展，研究者发现，胼胝体切除术虽然治好了一些人的癫痫，但他们却产生了许多古怪的行为，如裂脑人的大脑左、右半球往往会表现出决策上的矛盾性，特别是出现左、右手"对着干"的异手症，我国神经心理学家的研究则发现裂脑人的图形构筑能力发生障碍。

【思考与练习】

1. 大脑皮质不同部位损伤会引起哪些相应症状？
2. 各语言中枢的位置、相互联系及损伤后的临床表现。
3. 内囊位于何处？内囊出血会出现什么临床症状？内囊出血和视神经损伤引起的视野缺损有何不同，为什么？

（靳 辉）

实验二十二　神经系统的传导通路

【实验目的】

1. 掌握

①躯干、四肢意识性本体感觉和精细触觉传导通路的组成；各级神经元胞体所在的部位；纤维束在中枢各部的经行位置及向大脑皮质投射的部位。

②躯干、四肢及头面部痛觉、温觉和粗触压觉传导通路的组成；各级神经元胞体所在的部位；纤维束在中枢各部的经行位置及向大脑皮质投射的部位。

③视觉传导通路的组成；各级神经元胞体所在部位、纤维交叉的特点、视辐射在内囊的位置及向大脑皮质投射的部位；瞳孔对光反射的通路。

④锥体系上、下运动神经元的概念；胞体所在部位及轴突组成的纤维束和神经。

⑤皮质脊髓束、皮质核束在中枢各部的位置；纤维交叉部位及其与下运动神经元联系的状况。

2. 了解

①躯干、四肢非意识性本体感觉传导通路。

②听觉、平衡觉和嗅觉传导通路的组成。

③锥体外系的概念及主要的锥体外系通路。

④神经系统化学通路的概念和主要的神经系统化学通路。

【实验材料】

①"神经系统传导通路"教学录像、挂图。

② 3D 解剖学教学软件："中国数字人"(电脑版)、3D body(手机版)

③模型：感觉传导通路模型、视听觉传导通路模型、运动传导通路模型。

【实验内容与方法】

1. 观看"神经系统传导通路"教学录像

2. 感觉(上行)传导通路

（1）概述

感觉(上行)传导通路包括躯体感觉和内脏感觉传导通路。躯体感觉传导通路具有"3、2、1、对侧"的共性，即从感受器向大脑皮质传导过程中有"3 级神经元、2 次神经元交换、1 次纤维交叉(二级神经元)、感觉信息传导至对侧大脑皮质"。

（2）躯干、四肢意识性本体感觉和精细触觉传导通路

本体感受器位于肌、腱、关节等处，有脊神经节周围突分布。在感觉传导通路模型上（图22-1），辨认该通路上3级神经元胞体（一级神经元为脊神经节，二级神经元为薄束核和楔束核，三级神经元为丘脑腹后外侧核）、2次换元、1次交叉（位于延髓下部的内侧丘系交叉，一次性全部交叉），投射部位（中央前、后回的中上部和中央旁小叶）。观察位于脊髓后索的薄束（外侧）和楔束（内侧）、脑干中线两侧的内侧丘系、内囊后肢的丘脑中央辐射等结构。理解传导通路不同部位损伤后的临床表现。

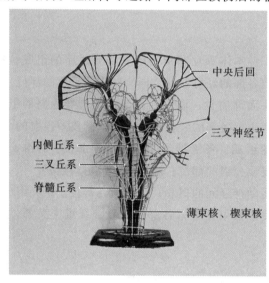

图22-1　感觉传导通路模型

（3）躯干、四肢非意识性本体感觉传导通路

使用3D解剖学教学软件，辨认该传导通路上2级神经元胞体（一级神经元：脊神经节；二级神经元：胸核或腰骶膨大第Ⅴ～Ⅶ层外侧部），观察其投射部位（脊髓小脑或旧小脑）及脊髓小脑前、后束（位于脊髓外侧索边缘），小脑下脚（含脊髓小脑后束）和小脑上脚（含脊髓小脑前束）等结构。

（4）躯干、四肢浅感觉传导通路

浅感受器位于躯干、四肢的皮肤，有脊神经节的周围突分布。在感觉传导通路模型（图22-1）上，辨认该通路中3级神经元胞体（一级神经元：脊神经节；二级神经元：脊髓灰质第Ⅰ、Ⅳ～Ⅶ层；三级神经元：丘脑腹后外侧核）、2次换元、1次交叉（在脊髓白质前连合逐渐交叉），投射部位（中央后回的中、上部和中央旁小叶后部）。观察脊髓丘脑侧束（位于脊髓外侧索，痛觉、温觉纤维）、脊髓丘脑前束（位于脊髓前索，触觉纤维）、丘脑中央辐射等结构。理解传导通路不同部位损伤后的临床表现。

（5）头面部浅感觉传导通路

该传导通路的感受器位于头面部的皮肤和黏膜内，有三叉神经节的周围突分布。在感觉传导通路模型（图22-1）上，辨认该通路上3级神经元胞体（一级神经元胞体位于三叉神经节，二级神经元胞体位于三叉神经脑桥核和脊束核，三级神经元胞体位于

丘脑腹后内侧核）、2 次换元、1 次交叉（在脑干内越过中线全部交叉），投射部位（中央后回的下部）。观察位于脑干内的三叉丘系、丘脑中央辐射等结构。特别注意第 2 级神经元发出的纤维逐渐交叉并上行。理解传导通路不同部位损伤后的临床表现。

（6）视觉传导通路

视觉感受器为视网膜的视细胞（视锥细胞：强光和有色光；视杆细胞：弱光），双极细胞的周围突分布于此。在视、听觉传导通路模型（图 22-2）上，辨认视觉通路上的 3 级神经元胞体（一级神经元：双极细胞；二级神经元：节细胞；三级神经元：外侧膝状体）、2 次换元、1 次交叉（视交叉：视网膜鼻侧纤维交叉，颞侧纤维不交叉），观察其感受器、投射部位（端脑距状沟周围皮质）及视神经、视束（含同侧视网膜颞侧纤维和对侧视网膜鼻侧纤维）、视辐射等结构，查看视交叉的结构特点。注意理解视锥、视杆细胞与双极细胞、节细胞的性质区别，以及传导通路不同部位损伤后的临床表现。

（7）瞳孔对光反射通路

瞳孔对光反射通路的传入部分借用部分视觉通路。在视、听觉传导通路模型（图 22-2）上，依次查看视网膜、视神经、视交叉、视束、上丘臂、顶盖前区、动眼神经副核、动眼神经、睫状神经节、瞳孔括约肌等结构，注意在**顶盖前区**，接受来自于视束纤维的神经元可与双侧动眼神经副核发生联系。用手电筒照射一位同学的一只眼睛，观察双侧瞳孔的变化。光照一侧瞳孔，引起双眼瞳孔缩小的反应称为瞳孔对光反射。光照侧瞳孔缩小为直接对光反射，光未照侧瞳孔缩小为间接对光反射。理解视神经及动眼神经损伤后瞳孔对光反射的改变。

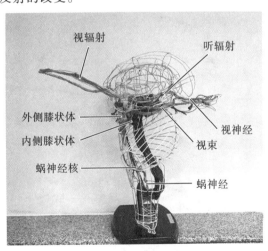

图 22-2　视、听觉传导通路模型

（8）听觉传导通路

听觉传导通路的感受器位于耳蜗的螺旋器，其上有蜗神经节周围突分布。在视、听觉传导通路模型（图 22-2）上，辨认该通路上的 4 级神经元（一级神经元：蜗神经节；二级神经元：蜗神经核；三级神经元：下丘；四级神经元：内侧膝状体）、3 次换元、1 次交叉（蜗神经核发出的部分纤维越过中线交叉，形成斜方体），观察其感受器、投射部位（颞横回）；观察蜗神经、蜗背侧核、蜗腹侧核、外侧丘系（含双侧蜗神经核发出的纤维）、听辐射等结构。注意听觉冲动是双侧传导的，理解一侧通路在外侧丘系以上或以下受损产生不同临床表现的原因。

3. 运动（下行）传导通路

（1）概述

运动（下行）传导通路包括躯体运动和内脏运动传导通路。躯体运动传导通路包括锥体系和锥体外系。锥体系由2级神经元（上、下运动神经元）组成，1次交换神经元及1次纤维交叉（上运动神经元纤维交叉），具有"2、1、1"的共性。上运动神经元包括大脑皮质及其发出的皮质脊髓束和皮质核束；下运动神经元包括脑神经运动核（与骨骼肌运动有关）、脊髓前角运动细胞及其轴突组成的脑神经、脊神经。

（2）皮质脊髓束

皮质脊髓束为躯干、四肢骨骼肌随意运动的神经通路。在运动传导通路模型（图22 - 3）上，辨认该通路的2级神经元胞体（**上运动神经元：中央前回中、上部和中央旁小叶前部的锥体细胞；下运动神经元：脊髓前角运动神经元**）、1次换元、1次交叉（**锥体交叉**，位于延髓下部；皮质脊髓束的大部分纤维发生越边交叉），观察皮质脊髓束的走行（经内囊后肢、大脑脚底、脑桥基底和延髓椎体）、交叉特点以及皮质脊髓侧束（脊髓外侧索中心部位，交叉后的纤维）、皮质脊髓前束（脊髓前索内侧部，部分纤维在脊髓白质前连合交叉）的支配肌肉（侧束通过前角细胞外侧群管理同侧肢体肌，前束通过前角细胞内侧群管理双侧躯干肌），理解传导通路不同部位损伤后的临床表现。

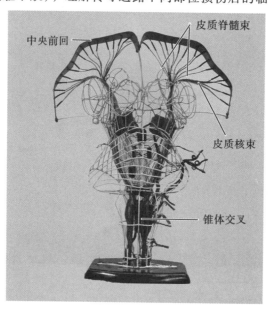

图22 - 3　运动传导通路模型

（3）皮质核束

皮质核束为头面部骨骼肌随意运动的传导通路。在运动传导通路模型（图22 - 3）上，辨认该通路的2级神经元胞体（**上运动神经元：中央前回下部的锥体细胞；下运动神经元：动眼神经核、滑车神经核、展神经核、三叉神经运动核、面神经核、疑核、**

舌下神经核及副神经核)、1 次换元、1 次交叉(皮质核束发出纤维,除少部分仅终止于对侧面神经核下半和舌下神经核外,大部分均终止于双侧其余的核团),观察皮质核束的走行(内囊膝、大脑脚底内侧、脑桥基底、延髓)及相应脑神经的支配肌肉(眼外肌、表情肌、咀嚼肌、舌肌、胸锁乳突肌和斜方肌),注意 8 对神经核接受皮质核束的情况,理解传导通路不同部位损伤后出现的临床表现及核上瘫(仅有面神经核下半和舌下神经核出现)与核下瘫(全部相关脑神经核均可出现)的区别。

(4)上运动神经元损伤与下运动神经元损伤的鉴别

结合教材、挂图及 3D 解剖学教学软件,理解上、下运动神经元损伤的临床表现及形成原因。

(5)锥体外系

锥体外系是指锥体系以外影响和控制躯体运动的所有传导通路。包括大脑皮质(主要是躯体运动区和躯体感觉区)、纹状体、底丘脑、红核、黑质等中枢结构以及相关的纤维束。在 3D 解剖学教学软件上,观察皮质→新纹状体→背侧丘脑→皮质环路和皮质→脑桥→小脑→皮质环路,查看通路上的纤维束,了解锥体外系的功能(调节肌张力、协调肌肉活动、维持体态姿势和习惯性动作等)。

【注意事项】

①本章内容无实物标本,因而在实习过程中需将教材、图谱、教学录像、模型有机结合,互为补充,并尽可能与临床疾病相联系,做到理论与实际相结合。

②将平面(脊髓、脑干断面结构)与立体(传导通路模型)相结合,体会传导通路的结构与走行,分析传导通路不同部位损伤可能出现的临床表现。

③注意区分上运动神经元损伤、下运动神经元损伤、核上瘫、核下瘫等概念及临床表现。

【知识拓展与临床联系】

1. 脊髓肿瘤与痛、温觉障碍

传导躯干、四肢痛、温觉信息的脊髓丘脑束纤维,在脊髓内有一定的排列顺序:自外侧向内侧、由浅入深,依次排列着来自脊髓骶、腰、胸、颈部的纤维。因此,当脊髓内肿瘤压迫一侧脊髓丘脑束时,痛、温觉障碍首先出现在身体对侧上半部(压迫来自颈、胸部的纤维),之后逐渐波及下半部(压迫来自腰、骶部的纤维)。若受到脊髓外部肿瘤的压迫,发生感觉障碍的顺序则相反。

2. 病理反射

病理反射是正常情况下(除婴儿外)不出现,仅在中枢神经系统被损伤时才发生的异常反射。主要是由锥体束受损后大脑失去了对脑干和脊髓的抑制作用而出现。一岁半以内的婴幼儿由于神经系统发育未完善,也可以出现这种反射,但不属于病理性反射。常见的病理反射有 Babinski(巴彬斯基)征、Oppenheim(奥本海姆)征、Gordon(戈登)征及 Chaddock(查多克)征等。检查者可通过刺激患者下肢的不同部位而获得病理反射阳性反应。具体检查方法如下。①Babinski 征：被检查者仰卧，下肢伸直，医生手持被检查的踝部，用钝头竹签划足底外侧缘，由后向前至小趾跟部并转向内侧，正常反应为呈跖屈曲，阳性反应为拇趾背伸，余趾呈扇形展开。②Oppenheim 征：医生用拇指及食指沿被检查者胫骨前缘用力由上向下滑压，阳性表现同 Babinski 征。③Gordon 征：检查者用手以一定力量捏压被检查者的腓肠肌，阳性表现同 Babinski 征。④Chad-dock 征：患者平卧位，双下肢伸直，检查者用一钝尖物由后向前轻划被检查者足背外侧部皮肤，阳性表现同 Babinski 征。

【思考与练习】

1. 什么是锥体系？什么是锥体外系？二者有什么区别与联系？

2. 面神经核上瘫与核下瘫的鉴别点是什么？

3. 患者，女，62 岁。一日与邻居争辩，正激烈时，忽然晕倒，不省人事。意识恢复后，左侧上、下肢均不能运动。6 周后检查发现：左侧上、下肢痉挛性瘫痪，肌张力及腱反射增强；伸舌时舌尖偏向左侧，舌肌无萎缩；左侧眼裂以下面肌瘫痪；左侧半身感觉障碍；瞳孔对光反射正常，但患者两眼视野左侧半缺损。其他无明显异常。试分析患者的损伤部位。

4. 患者，女，20 岁。清晨洗脸照镜时，发现口歪向左侧，右眼不能紧闭，即来就医。查体发现：右侧半额纹消失，右侧眼不能闭，鼓腮、吹哨时右颊部漏气。右口角流口水。右侧鼻唇沟消失，口角歪向左侧。试分析患者的病变部位。

5. 患者，男，24 岁。背部被刺伤，立即跌倒，两侧下肢不能运动。数日后右腿稍能活动。1 周后右下肢几乎完全恢复了运动，但左下肢完全瘫痪。查体发现：左下肢无随意运动，腱反射亢进，Babinski 征阳性；右侧躯干胸骨剑突水平以下和右侧下肢痛、温觉丧失，但左侧痛、温觉正常；左侧躯干剑突以下和左侧下肢触觉减弱，右侧触觉未受影响；左下肢位置觉、运动觉丧失，右下肢正常。试分析患者的损伤部位。

（靳　辉）

实验二十三　脑和脊髓的被膜、血管及脑脊液循环

【实验目的】

1. 掌握

①脊髓被膜的结构特点。

②硬膜外隙、蛛网膜下隙和终池的概念；蛛网膜下隙和硬膜外隙与麻醉的关系。

③硬脑膜的结构特点、形成物（大脑镰、小脑幕）；硬脑膜窦的名称、位置和通连。

④脑的动脉来源、颈内动脉和椎动脉的行程及其主要分支的分布。

⑤大脑前、中、后动脉的起始、经行和分支分布（皮质支和中央支）。

⑥脑底动脉环的位置、组成和临床意义。

⑦脑室系统；脑脊液的产生部位、回流途径。

2. 了解

①脊髓蛛网膜和软脊膜的形态特点；齿状韧带的位置和作用。

②海绵窦的位置、内容物及交通。

③脑蛛网膜、蛛网膜下池、蛛网膜粒、软脑膜和脉络丛的概念；脑蛛网膜和软脑膜的结构特点。

④小脑延髓池的位置。

⑤脑的浅、深静脉的主要属支和回流情况。

⑥脊髓动脉的来源、分布特点；脊髓静脉的回流概况。

⑦脑脊液的功能。

⑧脑屏障的概念。

【实验材料】

①"脑和脊髓的被膜、血管及脑脊液循环"教学录像、挂图。

② 3D 解剖学教学软件："中国数字人"（电脑版）、3D body（手机版）。

③标本：开颅和去椎板标本，脊髓原位标本，原位硬脑膜标本，海绵窦标本，头颈血管标本，大脑半球血管、脑底血管标本。

【实验内容与方法】

1. 观看"脑和脊髓的被膜、血管及脑脊液循环"教学录像

2. 观察脊髓和脑的被膜标本

脑和脊髓的表面包有三层被膜，由外向内依次为：**硬膜、蛛网膜和软膜**。被膜有

支持和保护作用。在脑和脊髓的被膜标本(图23-1)上，观察脑和脊髓被膜的全貌。被膜之间形成的腔隙有硬膜外隙、硬膜下隙和蛛网膜下隙。

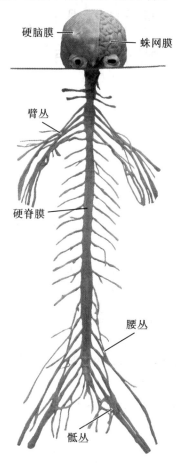

硬脑膜　蛛网膜

臂丛

硬脊膜

腰丛

骶丛

图 23-1　脑和脊髓的被膜(前面观)

(1)脊髓的被膜

1)硬脊膜

在脑和脊髓的被膜标本(图23-1)上，查看**硬脊膜**及由其形成的神经外膜，可观察到硬脊膜厚而坚韧，向上附着于枕骨大孔边缘并与硬脑膜相续，向下在骶部逐渐变细包裹终丝，向两侧包裹神经根续为神经外膜；探查位于硬脊膜与椎管之间的**硬膜外隙**，理解临床上硬膜外麻醉的解剖学基础。

2)脊髓蛛网膜

在打开椎板的原位脊髓标本(图16-1)上，探查**脊髓蛛网膜**(薄而半透明、无血管)、位于硬膜和蛛网膜之间的**硬膜下隙**和位于蛛网膜深面的**蛛网膜下隙**。观察蛛网膜下隙向上直达颅内，向下在脊髓圆锥形成**终池**及其内容纳的马尾。理解临床上腰椎穿刺的解剖学基础。

3)软脊膜

软脊膜富含血管。在打开椎板的原位脊髓标本(图16-1)上，观察紧贴脊髓表面的软脊膜及由其形成的**齿状韧带**(位于脊髓两侧，经脊神经前、后根之间穿蛛网膜附着于硬脊膜)，理解齿状韧带的作用。

(2)脑的被膜

1)硬脑膜

硬脑膜为双层结构，与颅盖骨连接疏松，与颅底连接紧密。某些部位两层硬膜分开，形成硬脑膜静脉窦。在取出脑的原位硬脑膜标本(图23-2)上，观察硬脑膜形成的支撑性结构，如**大脑镰**(位于大脑纵裂，分隔两侧半球)、**小脑幕**(位于大脑横裂，分隔大脑枕叶和小脑)、**小脑镰**(小脑蚓部)及**鞍膈**(蝶鞍上方)，注意鞍膈上有小孔，供漏斗通过。观察**硬脑膜(静脉)窦：上矢状窦**(位于大脑镰上缘)、**下矢状窦**(位于大脑镰下缘)、**直窦**(位于大脑镰与小脑幕交汇处)、**窦汇**(位于上矢状窦与直窦汇合处)、**横窦**(位于小脑幕后缘)和**乙状窦**，注意各硬脑膜窦的通连。硬脑膜窦为脑静脉的主要回流途径，乙状窦在颈静脉孔处与颈内静脉相续。查看小脑幕切迹及其与鞍背之间的环行孔，此孔内有中脑通过。理解颅内高压形成小脑幕切迹疝的临床表现及其解剖学基础。

在海绵窦标本(图23-3)上，观察其位置(位于蝶鞍两侧)及穿经结构(窦内穿过颈内动脉和展神经，靠近外侧壁的有动眼神经、滑车神经、眼神经和上颌神经)。在取出脑的原位硬脑膜标本(图23-2)上，观察海绵窦与周围静脉的交通，理解面部感染蔓延至海绵窦可能出现的临床表现。

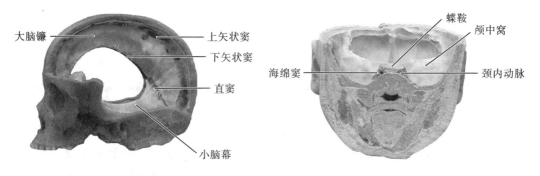

图23-2　原位硬脑膜　　　　图23-3　海绵窦(冠状切)

2)脑蛛网膜

蛛网膜位于硬脑膜和软脑膜之间。在某些硬脑膜窦的部位，蛛网膜形成灰红色米粒大小的颗粒状结构——**蛛网膜粒**，并深入到窦内，特别是上矢状窦附近。蛛网膜粒为参与脑脊液回流的结构。在脑和脊髓的被膜标本(图23-1)上，观察蛛网膜在脑表面的分布特点，结合3D解剖学教学软件，观察由蛛网膜下隙扩大形成的**蛛网膜下池**，如**小脑延髓池**、交叉池、脚间池、桥池、四叠体上池等。

3)软脑膜

软脑膜富有血管，紧贴脑表面并深入到沟裂内。在脑室的某些部位，软脑膜及其血管与室管膜上皮共同构成**脉络组织**。脉络组织的血管反复分支成**丛**，连同其表面的软膜和室管膜上皮一起突入脑室，形成**脉络丛**。脉络丛是产生脑脊液的主要结构。在侧脑室标本(图21-9)上，查看位于侧脑室中央部和下角内的脉络丛。

3. 观察脑和脊髓的血管标本

（1）脑的动脉

脑的血液供应来源于颈内动脉和椎动脉。以顶枕沟为界，大脑半球前 2/3 和间脑前部由颈内动脉供应，大脑半球后 1/3 及间脑后部、脑干和小脑由椎动脉供应。

1）颈内动脉

颈内动脉由颈总动脉在甲状软骨上缘高度分出，沿颈部两侧深面上升达颅底。在头颈血管标本（图 23 - 4）及颅底内面观标本（图 3 - 15）上，查看颈总动脉、颈内动脉、颈动脉管外口、内口，颞骨岩部，海绵窦，前床突等结构，理解颈内动脉的走行及分段（颈部、岩部、海绵窦部和前床突上部）。

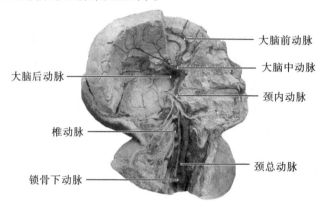

图 23 - 4　头颈血管（外侧面观）

在脑血管标本（图 23 - 5、图 23 - 6 和图 23 - 7）上，查看颈内动脉供应脑部的主要分支，如大脑前动脉、大脑中动脉、**脉络丛前动脉**（穿前穿质进入脑室）和**后交通动脉**（连接大脑后动脉）及其分布范围。**大脑前动脉**发出后，向前进入大脑纵裂，沿胼胝体沟行向后上，其分支营养大脑半球内侧面顶枕沟以前区域。**大脑中动脉**为颈内动脉的直接延续，沿外侧沟走行，其分支分布于半球外侧面，其中大脑中动脉的中央支（豆纹动脉）供应尾状核、豆状核、内囊膝和后肢的前部。认真观察豆纹动脉的走行特点，理解发生高血压动脉硬化时，由于该动脉破裂而出现典型"三偏征"的解剖学基础。

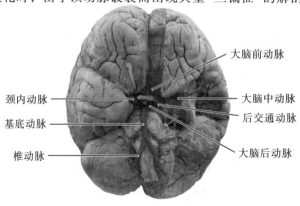

图 23 - 5　脑底的动脉

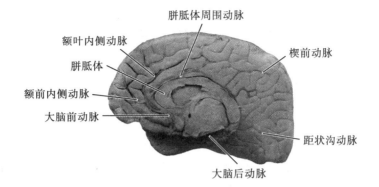

图 23 - 6 大脑半球的动脉（内侧面观）

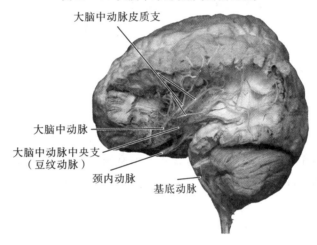

图 23 - 7 豆纹动脉

2）椎动脉

在头颈部及脑底血管标本（图 23 - 4、图 23 - 5）上，观察椎动脉的起止、经行。左右两侧的椎动脉起始于锁骨下动脉，经过第 6 至第 1 颈椎的横突孔上行，继而经枕骨大孔进入颅内，在延髓脑桥沟处合为**基底动脉**。观察椎动脉（发出脊髓动脉和**小脑下后动脉**等分支）和基底动脉（发出**小脑下前动脉**、**迷路动脉**、**小脑上动脉**和**大脑后动脉**等分支）及其分布。大脑后动脉为基底动脉的终末支，绕大脑脚后行，经小脑幕上方分布于大脑半球内侧面顶枕沟以后的部分及枕叶下面。查看位于小脑上动脉及大脑后动脉之间的动眼神经，理解发生颅内高压时，出现动眼神经麻痹的解剖学基础。

大脑前、中、后动脉均发出**皮质支**（分布于大脑皮质）和**中央支**（分布于髓质和基底核区），皮质支之间几乎无吻合。

3）大脑动脉环

大脑动脉环又称脑底动脉环，位于蝶鞍的上方，围绕在视交叉、灰结节和乳头体的周围。在脑底血管标本（图 23 - 5）上，观察大脑动脉环的**位置及组成**（大脑前动脉、前交通动脉、颈内动脉末端、后交通动脉和大脑后动脉）。注意大脑中动脉未参与该动脉环的形成，理解大脑动脉环的临床意义。

（2）脑的静脉

大脑的静脉主要经硬脑膜窦回流入颈内静脉，有大脑浅静脉和大脑深静脉。在 3D 解剖学教学软件上，学习大脑上、中、下静脉（浅静脉，回流入上矢状窦、横窦和乙状窦）及大脑大静脉（深静脉，回流入直窦）的位置及走行。理解脑静脉的特点及回流途径。

（3）脊髓的血管

脊髓的动脉有两个来源，即椎动脉和节段性动脉。在 3D 解剖学教学软件上，观察来源于椎动脉的**脊髓前动脉**（在延髓腹侧合成一个，沿前正中裂下行）和**脊髓后动脉**（沿脊髓后外侧沟下行），二者在脊髓表面相互吻合，形成动脉冠，分支进入脊髓内部。观察由椎间孔进入的节段性动脉，分别来源于颈升动脉、肋间后动脉、腰动脉和骶外侧动脉等，以使脊髓动脉在下行途中得以补充。脊髓的静脉回流入椎内静脉丛。

4. 观察脑室

脑室系统包括位于大脑半球内的侧脑室、位于间脑之间的第三脑室及位于小脑和脑干之间的第四脑室，内有脑脊液。在脑正中矢状切标本（图 19 - 2）上，自上向下依次辨认侧脑室、室间孔、第三脑室、中脑水管、第四脑室及其正中孔和外侧孔。结合 3D 解剖学教学软件，建立脑室系统的空间立体概念，理解**脑脊液循环途径**：侧脑室的脑脊液由室间孔进入第三脑室，经中脑水管入第四脑室，然后通过第四脑室的正中孔和外侧孔进入蛛网膜下隙。蛛网膜下隙的脑脊液通过蛛网膜粒渗入到硬脑膜窦，最后汇入颈内静脉。

【注意事项】

本次实习所使用的标本容易损坏，应特别注意保护，观察血管时切忌用力牵拉，动作要轻巧。

【知识拓展与临床联系】

1. 硬膜外麻醉

硬膜外麻醉指硬膜外间隙阻滞麻醉，即将局部麻醉药注入硬膜外隙，阻滞脊神经根，暂时使其支配区域产生麻痹的方法，又称硬膜外阻滞，主要用于腹部及以下部位的手术。临床上常采用侧卧位穿刺，穿刺点一般取支配手术范围中央的相应棘突间隙。于硬膜外间隙注入局部麻醉药 5～10 min 内，在穿刺部位的上、下各 2、3 节段的皮肤支配区可出现感觉迟钝；20 min 内阻滞范围可扩大到所预期的范围，麻醉也趋完全。针刺皮肤测痛可得知阻滞的范围和效果。除感觉神经被阻滞外，交感神经、运动神经也被阻滞，由此可引起一系列生理扰乱，最常见的是血压下降、呼吸抑制和恶心呕吐。因此，术中应注意麻醉平面，密切观察病情变化，及时进行处理。

2. 脑脊液及其检验

脑脊液是充满于脑室系统、蛛网膜下隙和脊髓中央管内的无色透明液体，由脑室脉络丛产生，内含多种浓度不等的无机离子、葡糖糖、微量蛋白和少量淋巴细胞。位于脑室和蛛网膜下隙的脑脊液与脑、脊髓的神经细胞之间的脑脊液 - 脑屏障的屏障作用很弱，因此脑脊液的化学成分与脑组织细胞外液的成分大致相同。病理情况下，脑脊液成分发生变化。因此，可通过检验脑脊液进行疾病诊断。脑脊液标本的获取需要进行腰椎穿刺，必要时可从小脑延髓池或侧脑室进行穿刺采集。检查的内容包括一般检查(透明度、颜色、凝固性、比重及 pH 值)、分子成分检查(蛋白质、葡萄糖、氯化物、酶及其他成分、免疫球蛋白、髓鞘碱性蛋白)、细胞学检查(细胞总数计数、白细胞计数、白细胞分类计数)和病原学检查(细菌、寄生虫)等。

3. 脑膜刺激征

脑膜刺激征为脑膜受激惹的表现。脑膜病变导致脊髓被膜受到刺激并影响脊神经根，引起相应肌群反射性痉挛的一种病理反射。主要表现为不同程度的颈强直，尤其是伸肌。脑膜刺激征的病因可分为感染性因素和非感染性因素两种。前者主要是由细菌、病毒、螺旋体、真菌、寄生虫等病原体引起的脑炎和脑膜炎；后者主要是由于蛛网膜下腔出血、脑肿瘤、风湿病及白血病等对脑膜的影响。出现脑膜刺激征的常见疾病有脑炎、脑膜炎、颈椎疾病、蛛网膜下腔出血、脑肿瘤、风湿病、白血病等。

【思考与练习】

1. 试述蛛网膜下隙和硬膜外隙的位置及临床意义。
2. 简述大脑动脉环的位置、组成及临床意义。
3. 内囊的血供来源是什么？一侧内囊出血可出现什么症状，为什么？
4. 脑脊液产生于何处？如何回流至上矢状窦？

(靳　辉)

实验二十四　内脏神经

【实验目的】

1. 掌握

①内脏运动神经与躯体运动神经的区别。

②交感神经、副交感神经低级中枢的位置。

③节前神经元、节前纤维、节后神经元及节后纤维的概念。

④交感干的位置与组成；椎前节的位置、名称。

⑤内脏大神经、内脏小神经的起源、纤维联系及分布。

⑥副交感神经节的部位和节后纤维的分布。

⑦交感神经与副交感神经的区别。

2. 了解

①灰、白交通支的概念、来源和去向。

②交感神经节前纤维和节后纤维的走行规律。

③腰内脏神经、盆内脏神经的起源、纤维联系及分布。

④内脏感觉神经的传入途径和特点。

【实验材料】

①"内脏神经系统"教学录像、挂图。

②3D解剖学教学软件："中国数字人"（电脑版）、3D body（手机版）。

③标本：交感干标本，交感神经节和迷走神经标本，腹部、盆部神经丛标本，胸部交感神经和脊神经标本，第Ⅲ、Ⅶ、Ⅸ、Ⅹ对脑神经标本。

【实验内容与方法】

1. 观看"内脏神经系统"教学录像

2. 内脏神经系统概述

结合挂图学习内脏神经系统，重点是躯体运动神经和内脏运动神经的区别，交感神经与副交感神经的区别。理解节前神经元、节前纤维、节后神经元及节后纤维的概念。

（1）躯体运动神经和内脏运动神经的主要区别

支配器官不同：躯体运动神经分布于骨骼肌，其活动一般受意识控制，而内脏运动神经则分布于心肌、平滑肌和腺体，其活动相对不受意识控制。

低级中枢部位不同：躯体运动神经的低级中枢位于脑干内的躯体运动核团和脊髓前角，而内脏运动神经的低级中枢位于脊髓的侧角（$T_1 \sim L_3$）和骶脊髓的骶副交感核（$S_2 \sim S_4$），以及脑干内的内脏运动核团，即动眼神经副核、上泌涎核、下泌涎核、迷走神经背核。

神经元数目不同：躯体运动神经由低级中枢发出后直接分布到效应器，而内脏运动神经则由低级中枢发出后需要交换一次神经元，再分布到效应器。

神经纤维分布形式不同：躯体运动神经通常以神经干的形式分布到骨骼肌，而内脏运动神经则先形成神经丛，再由神经丛发出分支分布到效应器。

（2）交感神经和副交感神经的区别

交感神经和副交感神经均属于内脏运动神经，二者之间的区别如下。

低级中枢部位不同：交感神经的低级中枢位于脊髓的侧角（$T_1 \sim L_3$），而副交感神经的低级中枢则位于脑干内（动眼神经副核、上泌涎核、下泌涎核、迷走神经背核）和脊髓的骶副交感核（$S_2 \sim S_4$）。

神经节部位不同：通常交感神经节的位置多靠近脊柱，依据其位置分别称为椎旁节和椎前节，而副交感神经节则多靠近脏器，依据其位置分别称为器官旁节和器官内节。

节前和节后纤维长短比例不同：由于神经节位置不同，交感神经节前纤维短，节后纤维长，而副交感神经则相反。

对同一器官作用不同：体内大部分脏器同时接受交感神经和副交感神经的双重支配，但二者的功能相反。

3. 观察交感神经

（1）交感干

在交感干标本（图24-1）上，观察交感干的位置、起止、分部及位于交感干上的椎旁神经节和节间支，辨认交感干与脊神经之间的交通支，理解灰、白交通支的概念与分布。

交感干位于脊柱两侧，上起颅底，下至尾骨的前面，呈串珠状。向下两干合并，终于**奇神经节**。交感干上膨大的部分为交感神经**椎旁节**，每侧各有22~24个，相邻椎旁节之间的部分为**节间支**。

颈部有3对椎旁节，分别称为**颈上神经节**、**颈中神经节**和**颈下神经节**。颈中神经节小，且常常缺如。颈下神经节常与第1胸节合并形成颈胸神经节（星状神经节）。

胸部有10~12对椎旁节（**胸神经节**）。由第6~9胸交感神经节穿出的节前纤维向下合并成**内脏大神经**，向下穿过膈，终于腹腔神经节。由第10~11（或第12）胸交感神经节穿出的节前纤维，斜向下合并而成**内脏小神经**。此神经向下穿过膈，终于主动脉肾神经节。

腰部有4~5对腰神经节。

盆部有2~3对骶神经节和1个奇神经节。

观察交感神经与脊神经之间的**交通支**。交感神经节前纤维离开脊神经到达交感神经节换元，此联系纤维称为**白交通支**。换元之后的节后纤维再返回到脊神经并随脊神经走行，此联系纤维称为**灰交通支**。

（2）椎前神经节

在内脏神经整体标本（图24-2）上，观察位于脊柱前方的腹腔丛、肠系膜下丛、肾丛等围绕血管的神经丛，其内有**腹腔神经节、肠系膜上神经节、肠系膜下神经节**和**主动脉肾神经节**，分别位于同名动脉的根部。

观察与椎旁和椎前神经节相连的节前、节后纤维，理解这些纤维的去向。

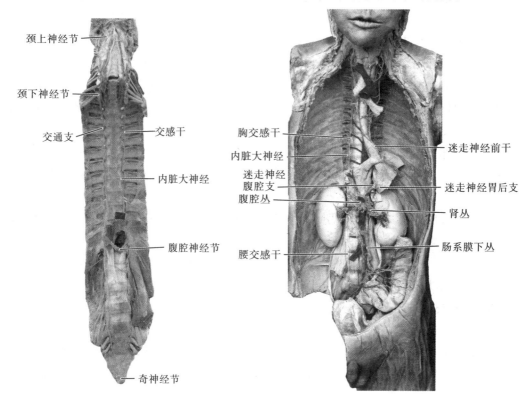

图24-1　交感干　　　　　　　　　　　图24-2　内脏神经

4. 观察副交感神经

结合脑干内部结构的模型和3D解剖学教学软件（脊髓部分），找出副交感神经的低级中枢：颅部（**动眼神经副核、上泌涎核、下泌涎核**和**迷走神经背核**）、骶部（脊髓骶2～4节段的**骶副交感核**）。在脑神经的标本上观察副交感神经节（睫状神经节、下颌下神经节、翼腭神经节和耳神经节），以及第Ⅲ、Ⅶ、Ⅸ、Ⅹ对脑神经的走行与分布。结合3D解剖学教学软件和腹部、盆部神经丛的标本（图24-3），观察和理解骶部副交感神经的节前纤维随骶神经前支出骶前孔组成盆内脏神经，参加**盆丛**的构成。

5. 观察内脏神经丛

交感神经、副交感神经和内脏感觉神经在到达所支配的脏器之前，常互相交织构成内脏神经丛。这些神经丛主要攀附在头、颈、胸、腹部动脉的周围，或分布于脏器附近和器官之内。胸、腹、盆腔内的主要神经丛有心丛、肺丛、腹腔丛、腹主动脉丛

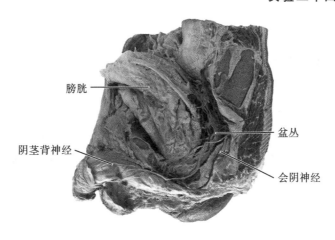

图 24 - 3　盆丛

和腹下丛等。

腹腔丛(图 24 - 4)位于腹腔干和肠系膜上动脉根部的周围，是最大的内脏神经丛。腹腔丛内有腹腔神经节、肠系膜上神经节、主动脉肾节等神经节，也有来自于内脏大神经、内脏小神经和迷走神经后干的腹腔支、腰上部交感神经节的分支。腹腔丛及丛内神经节发出的分支伴动脉的分支分布，又可分为许多副丛，如肝丛、胃丛、脾丛、肾丛和肠系膜上丛等。

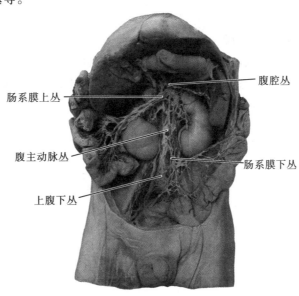

图 24 - 4　腹腔丛

6. 其他

借助挂图，理解内脏感觉神经的特点及牵涉性痛的概念与原理，了解其临床意义。

【注意事项】

①颈部的神经纤维比较多，注意分辨颈交感干。

②观察胸、腹、盆腔各器官的神经丛，理解神经系统对内脏器官和躯体控制和支

配的区别。

【知识拓展与临床联系】

1. 霍纳(氏)综合征

霍纳(氏)综合征又称颈交感神经综合征，是由于交感神经中枢至眼部的通路受到任何压迫或破坏，引起同侧的瞳孔缩小、眼球内陷、上睑下垂及患侧面部少/无汗的综合征。据受损部位不同可分为中枢性障碍、节前障碍及节后障碍。常见病因有炎症、创伤、手术、肿瘤、血管病变等，包括颈部及上肢的损伤、脊髓病变、颅底和颅内病变。

2. 自主神经功能紊乱

自主神经功能紊乱又称植物神经功能紊乱失调。有原发性和继发性两类。原发性的病因不明，可能涉及遗传、性别、年龄、生物和社会因素等多个方面。临床表现可涉及全身多个系统，如心血管系统、呼吸系统、消化系统、内分泌系统、代谢系统、泌尿生殖系统等，患者自觉症状繁多。诊断时一般需首先排除器质性病变，如果症状超过6个，且涉及心血管、消化系统、呼吸系统等多系统，并难以用单一器官疾病来解释时，应考虑自主神经系统紊乱或失调。

【思考与练习】

1. 简述躯体运动神经与内脏运动神经的区别。
2. 交感神经节、副交感神经节有哪些？简述其位置。
3. 简述交感神经与副交感神经的区别，并举例说明其对器官功能的作用。
4. 为什么胆囊炎患者常会伴有右肩痛？

（贾　宁）

实验二十五 内分泌系统

【实验目的】

1. 掌握
①内分泌系统的组成和功能。
②垂体、甲状腺、甲状旁腺及肾上腺的形态和位置。
③松果体的位置、形态和其随年龄的变化。

2. 了解
①内分泌腺的结构特点、分类和功能。
②胸腺的形态、位置和特点。

【实验材料】

①"内分泌系统"教学录像、挂图。
② 3D 解剖学教学软件："中国数字人"(电脑版)、3D body(手机版)。
③标本：幼儿内分泌系统标本，整脑及脑正中矢状切(示垂体和松果体)标本，童尸(示胸腺)标本，腹后壁(示肾上腺、胰腺)标本，游离甲状腺和喉、肾上腺、胸腺、睾丸标本，女性盆腔正中矢状切(示卵巢)标本。

【实验内容与方法】

1. 观看"内分泌系统"教学录像

2. 概述

在"中国数字人解剖"的"内分泌系统"中选择各个不同器官，将其放大并不同角度旋转，观察其形态、结构，与其他结构组合观察其位置和形态。

在幼儿内分泌系统全貌标本(图 25-1)上，观察内分泌系统的组成(内分泌腺和内分泌组织)及主要器官在全身的位置。

3. 内分泌腺

(1)垂体

在脑正中矢状切及整脑标本上，观察垂体的位置(垂体窝内)、形态、大小及分部(腺垂体和神经垂体)，理解垂体分泌和释放激素的功能及临床意义。分泌促甲状腺激素、促肾上腺皮质激素、促性腺激素，促甲状腺、肾上腺皮质和生殖腺分泌；分泌生长激素促肌、内脏生长及代谢，使骨增长；贮存释放抗利尿激素和催产素，分别使尿液浓缩、促子宫收缩及乳腺分泌。

（2）甲状腺

在甲状腺和喉的标本（图25-2）上，观察甲状腺的形态、位置。甲状腺贴附于喉和气管上部的两侧及前方，常呈"H"形，由2个侧叶和峡部组成。

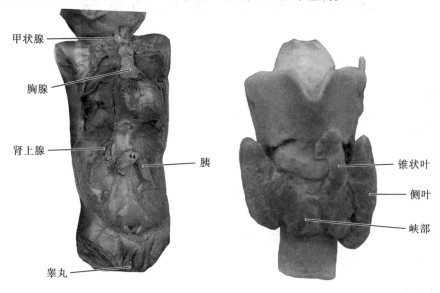

左侧图标注（从上到下）：甲状腺、胸腺、肾上腺、胰、睾丸

右侧图标注（从上到下）：锥状叶、侧叶、峡部

图25-1　内分泌系统　　　　　图25-2　甲状腺

查看侧叶和峡部的位置。左、右侧叶上达甲状软骨的中部，下抵第6气管软骨环水平。两侧叶之间的峡部位于第2~4气管软骨环的前方，有时自峡部向上伸出一个锥状叶，较长者可达舌骨。甲状腺峡有时缺如，使左、右侧叶分离。理解气管切开对峡部的影响。

甲状腺的外层被膜称为甲状腺鞘，其内侧增厚，将侧叶及峡部固定于喉和气管上称甲状腺悬韧带。甲状腺囊（内层被膜）极薄，可伸入腺体实质。囊与鞘之间为囊鞘间隙（外科间隙），内有血管、神经及甲状旁腺。理解甲状腺的功能（分泌甲状腺素，提高神经兴奋性，促进生长发育）及临床意义（分泌不足导致呆小症）。为什么发生甲状腺肿大时，甲状腺会随吞咽上下移动（甲状腺悬韧带）？缺碘或肿瘤导致甲状腺肿大时可压迫周围的哪些器官？产生何相应症状（压迫气管出现呼吸困难；压迫食管出现吞咽困难，压迫喉返神经出现声音嘶哑，颈交感干 - Horner综合征；压迫颈深部静脉出现头面部青紫）？

（3）甲状旁腺

在甲状腺和喉的游离标本上，观察甲状旁腺的形态、位置及其与甲状腺的关系。甲状旁腺位于甲状腺侧叶的背面，在标本上翻起甲状腺，可见其背面有2对黄豆大小的棕黄色腺体，即甲状旁腺（图25-3）。上对甲状旁腺的位置较恒定，可在甲状腺侧叶后面中、上1/3交界处寻找；下对的位置不恒定。要注意甲状旁腺数目及位置的变化较大，有时可埋入甲状腺实质内，寻找、辨认困难。理解甲状腺次全切除时，保留甲状腺侧叶后部的临床意义（避免甲状旁腺被切除）。理解甲状旁腺的功能（分泌甲状旁腺素，调节钙、磷代谢）及临床意义（分泌不足，血钙降低）。

（4）肾上腺

在腹后壁标本上，观察肾上腺的位置、形态及其与肾被膜的关系。肾上腺位于肾脏内上方，外被肾筋膜。左侧呈半月形，右侧呈三角形（图25-4）。

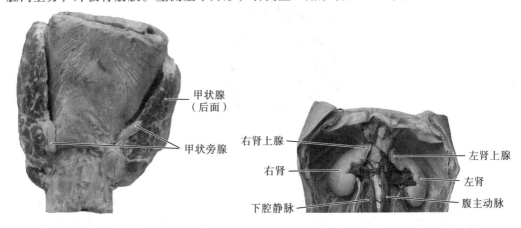

图 25-3　甲状旁腺　　　　　　　　图 25-4　肾上腺

肾上腺实质由皮质和髓质构成。皮质分泌盐皮质激素、糖皮质激素和性激素，分别调节水盐代谢、碳水化合物代谢，影响第二性征等；髓质可分泌肾上腺素和去甲肾上腺素，分别作用于心肌、小动脉平滑肌，使心跳加快、心肌收缩力加强、维持血压。

（5）松果体

在间脑脑干标本及脑正中矢状切标本上，寻找松果体。于第三脑室后方和背侧丘脑上方，可见一呈绿豆大小的椭圆形小体，即松果体，其以柄连于第三脑室顶的后部。成人的松果体已钙化，功能丧失。对比儿童与成人松果体的形态、大小，理解由松果体分泌的激素的作用（褪黑素调节生殖系统的发育及许多神经功能），及钙化松果体在诊断颅内占位性病变中的意义（脑砂可作为影像诊断的定位标志）。

4. 内分泌组织

（1）胸腺

在幼儿胸腺标本（图25-5）上，观察胸腺的位置、形态和分叶。胸腺位于胸骨柄后方和上纵隔大血管的前方，常为长条形不对称性的两叶，有时可向上突至颈根部。

新生儿和幼儿胸腺的体积较大，随年龄增长继续发育至青春期，性成熟后最大，而后逐渐萎缩退化，成年后腺组织被结缔组织、脂肪等替代，不易观察到。在成人标本上，观察被结缔组织替代的胸腺残留物，对比二者的大小。

胸腺为淋巴器官并有内分泌功能，理解由其分泌的激素（胸腺素、促胸腺生产素）的作用（参与机体免疫）及临床意义。

（2）胰岛

在腹后壁标本（图25-1）上，观察胃后方呈横位的胰腺。明确胰腺有外分泌部和内分泌部两部分。胰岛为散在的球形细胞团，是胰的内分泌部，主要分布于胰尾部，用肉眼不易观察到。理解由其分泌的激素的作用及临床意义（胰岛 α 细胞分泌高血糖素，胰岛 β 细胞分泌胰岛素，两者协同调节血糖浓度）。

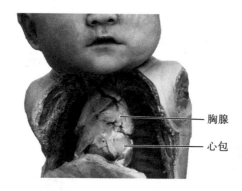

胸腺

心包

图 25 - 5　胸腺

（3）生殖腺

1）睾丸

在纵行切开的游离睾丸标本（图9-2）上，观察睾丸结构，明确位于精曲小管之间的间质细胞为男性内分泌组织，可分泌男性激素。理解男性激素的作用（维持第二性征，促进精子发育），思考输精管结扎后对男性激素的释放有无影响。

2）卵巢

在女性盆腔正中矢状切标本（图8-10）上，观察卵巢的位置、形态，明确卵泡壁的细胞及黄体为女性内分泌组织，可分泌雌激素和孕激素。理解激素的作用（维持第二性征、促进生殖系统发育，为受孕哺乳做准备）及临床意义。

（4）肾上腺

肾上腺在实物标本上可以观察到，左、右肾上腺分别位于左、右肾的上端，应仔细观察左、右肾上腺的形态学特征。

【注意事项】

①内分泌器官体积较小，又散在分布于体内的不同部位，故需要多个标本配合，细心去观察。

②甲状腺主要在颈部标本和喉的游离标本上观察，实习时着重观察甲状腺的形态及其与喉的关系。

【知识拓展与临床联系】

1. 松果体

在生物进化早期，松果体最初具有感光能力。例如，爬行动物的松果体内含有类似视网膜的感光细胞，能接受光刺激。随着进化过程，松果体的直接感光能力逐渐退化，哺乳动物的松果体成为神经内分泌器官。松果体分泌的褪黑素呈现昼夜节律，浓度夜间升高，白天下降。

2. 垂体腺瘤

垂体腺瘤为颅内常见肿瘤，发病可能与遗传、环境、下丘脑等因素相关。临床表现为肿瘤占位对周围组织的压迫症状、激素分泌异常等。常采用手术摘除的治疗方法，在彻底切除肿瘤的同时应尽力保留正常腺垂体组织，避免术后出现腺垂体功能减退。

3. 肾上腺切除术

对于肾上腺皮质癌患者，常通过开腹手术进行单侧或双侧肾上腺切除。对于其他肿瘤或肾上腺疾病需要手术时，多采用腹膜后入路的微创技术进行手术。手术时，患者呈胸膝俯卧位，在 12 肋下方开一个 2 cm 的平行切口，在腹腔镜下进行手术剥离。

【思考与练习】

1. 全身有哪些内分泌器官？
2. 甲状腺次全切除术后，患者出现手足抽搐，可能的原因是什么？

（胡　明）